レズビアンヘルスと看護研究

レズビアン・バイセクシュアル女性が安心して受けられる医療・健康支援とは

藤井ひろみ

晃洋書房

はじめに

２００１年に国際看護師協会（International Council of Nurses 以下、ＩＣＮと記載）が、そして２００３年には日本看護協会が、その倫理綱領のなかに性的指向という概念を取り入れ、性的指向の多様性を認め平等な看護の提供を看護師の倫理として明記した。すなわち、看護者は、国籍、人種・民族、宗教、信条、年齢、性別及び性的指向、社会的地位、経済的状態、ライフスタイル、健康問題の性質にかかわらず、対象となる人々に平等に看護を提供する、ということである。また２００６年には、日本助産師会が、助産師は、女性と子どもおよび家族に対して、国籍、人種、宗教、社会的地位、ライフスタイル、性的指向などによる何らの差別を設けずに、平等にケアを提供するとの声明を示した。

これらの倫理綱領の中にある性的指向という概念の背景をみると、１９７３年に米国精神医学会が精神疾患分類から同性愛を削除したことに始まり、１９９１年に世界保健機構（以下、ＷＨＯと記載）が、いかなる意味でも同性愛は疾患ではないとして疾病分類から削除したこと、そして日本では、１９９５年に日本精神神経学会がＷＨＯの見解を支持したことなど、同性愛に対する捉え方が20世紀後半に大きく転換したことがあげられる。性的指向や性自認の多様性という考え方とは異なり、同性愛を異端や病理としてきたことを脱し、スティグマを付与されてきた同性愛者もしくは同性愛者と見做されてきた人たちを、そうでない人と平等に取り扱うことを目指し同性愛に対する偏見や無知を克服する機運が高まった。

同性愛者の健康問題をめぐっては、１９８０年代から１９９０年代以降に、主に米国の看護研究者らによって研究され始めた（Robert, 2001）。日本の同性愛者の健康問題に関する研究をみると、１９８０年代に厚生省（当時）の研究班が男性と性交渉を持つ男性の性行動と性感染症予防についての研究を開始し、その後ゲイ・バイセクシュアル男性の性的健康や精神的健康に関する研究がおこなわれてきた（風間、河口、菅原、他、２０００）。一方、男性に比べてレズビアン女性についての研究は、２０１０年代以前には廣（２００５）、藤井（２００８）の研究など限られたものであった。

米国などでの研究により、レズビアンやバイセクシュアル女性ら非異性愛の女性の健康状態は、異性愛の女性と比べて脆弱な状態にあること（Bradford, Ryan, & Rothblum, 1994：White, 1997：Bauer & Welles, 2001：Dolan & Davis 2003）や、医療者のもつ同性愛嫌悪（Evans, 2000）、レズビアンにとって性的指向の開示の困難さ（Barbara, Quandt, & Anderson, 2001）などが、明らかにされていた。また１９９９年には米国Institute of medicineが、「Lesbian health: Culture Assessment and Direction for the future」を刊行し、この分野の研究と当事者運動の成果と課題を集約した。

レズビアン・バイセクシュアル女性の人口は、1999年の日本での調査（木原、木原、内野、2000）で、同性もしくは両性を性的対象とした者の割合が、男性1・2％に対し女性2・0％と報告されて以降、2019年に釜野らが大阪市で実施した大規模無作為抽出調査でも、同性愛または両性愛を自認する人は2・1％、回答した女性内でのレズビアンの比率も2・0％であった。※ レズビアンの存在がゲイ男性らに比べ、一般的に可視化されにくい理由は、掛札（1999）、堀江（2003、2006）に詳しい。そして本研究は、これら先行研究を踏まえて、レズビアンのもつ現在まで考えられているところの不可視性という特徴こそが、レズビアンやバイセクシュアル女性を量的に調査するよりも、彼女たちの日常の他者との関係や文脈での相互作用に注目することの重要性を示しているのではないか、という構想から計画されたものである。

性的指向は目に見えない。このためレズビアンの健康問題やそのケアに関する研究は、医療者にと

※——藤井らによる2004年の調査（有田、藤井、堀江、2006）や、マーケティング企業パジェンタによる2007年の調査でも同様に、日本で同性への性的指向を持つ者は、男性より女性の方が多いと報告されている。藤井ら（2006）の同性パートナーシップ当事者697人を対象にした調査で、調査参加者の性的指向はゲイ21・2％に対しレズビアン43・3％であった。また株式会社パジェンタが2007年におこなったインターネットで3万8473人を無作為抽出した調査では、調査参加者のうち、同性との性愛を伴う同居または交際をしている人の割合は男性1・5％、女性1・6％。同性に性愛を感じる人の割合は男性1・6％、女性3・3％（合計、男性3・1％、女性4・9％）であった。

っては患者のなかの誰が同性愛者で誰が異性愛者なのかがわからない状況を前提とすることが自然であろう。逆に言えば、医療者の必要性をもとに患者にカミング・アウトを強制することはあってはならない。一方で冒頭に触れたように、すでに倫理的な専門職として、性的指向に関わらず平等にケアを提供することが求められている看護者にとっては、どのように患者をケアすることが、平等なケアなのか理解する必要性がある。そこで本書の使命は、レズビアンである患者と医療者の相互作用の過程から、その中にあるシンボリックな構成要素を明らかにし、「目に見えない性的指向」に対応するケアモデルを提示することであると考えた。

看護学においては、看護やケアの過程とは、患者と看護者（クライアントとケアギバー）との相互の参加を特徴とする（Montgomery, 1995）と考えられている。ケア提供者とレズビアンである患者のどのような相互作用によって、レズビアンの健康を維持・増進していく内なる力は活かされるのだろうか。この問いに答え得る事例を詳細に検討することで、レズビアンという女性の存在を、新たなパラダイムのなかで「見えてくる」存在として示し得るかもしれない。また、ケアが成り立つ関係を具体的かつ実際的に明らかにすることで、異性愛ではない多様な女性にとっての医療を受ける際に癒しを得ることやサバイバルの方略についても言及したい。本書は、レズビアンに対してのみならず、多様な人々に平等にケアを提供する環境を実現するとは、どのようなことなのだろうかと考えている全てのケアギバーに向けたものである。

同性愛は健康障害ではない、しかし、にもかかわらず、同性愛者は異性愛者らと比べて同じように健康な生活を送れているだろうか？　同じ程度の健康レベルを維持するのに、同じ程度のコストを支払うだけですんでいるのだろうか？　こうした研究の問に答え得る、看護学研究が必要だ。本書は、日本でいまだマイノリティであるＬＧＢＴＱｓ、特にその中で医療や健康課題を見過ごされやすい女性である、レズビアンの健康を追求していくための、研究入門書となることも目指している。

レズビアンヘルスと看護研究

レズビアン・バイセクシュアル女性が安心して受けられる医療・健康支援とは

目　次

はじめに

III

パラダイム・ケース
——あるレズビアンの患者とそのパートナー、医療者たちの語り——　83

I　レズビアンヘルス研究の検討

1. レズビアン・バイセクシュアル女性を捉える視点

(1) 同性愛に関する捉え方の歴史的変遷

同性愛 Homosexuality の語源は、19世紀後半のドイツにおけるソドミー法に反対する論争の中で Kertbeny の造語 Homosexualisten、Homosexuality であった。Kertbeny は、承諾がある場合の同性間性行為を処罰することは、市民の私的生活に対する侵害であると主張した (Faderman, Ramirez, Ratter, et al. 2007)。18世紀までの欧米では、キリスト教的規範が法に反映され、同性愛は宗教的罪として処罰の対象になっていた（LeVay, 1996：Herdt, 2002）。19世紀西洋における同性愛の禁止や処罰の議論からは、現代における性的指向と言う概念ではなく、宗教に基づく禁忌を破って同性間の性行為を行う者を取り締まることは社会的に善であるとの考えに立って、同性愛者に対して厳しい社会の関心が向けられていたことがわかる。一方、日本では、男色、衆道などと呼ばれた男性間の性行為は、半ば公然とおこなわれていた（古川、赤枝、２００６）。しかし女性の同性愛については、その関係が精神的なものであれば社会も寛容であったが、性的関係に至ることは認めない傾向があった（比留間、２００３）。

20世紀になると、同性愛は性愛の異常として精神医学によって診断基準が定められ、同性愛者を異性愛指向に矯正するために医学的治療が用いられるようになった。正統な医療行為として、人々が異性愛者となれるようにカウンセリングや電気ショック療法、ホルモン投与、脳外科手術など種々の方法がとられた（Hellman & Drescher, 2004）。こうした同性愛への精神医学上の関心が優生思想と結びつくと、第２次世界大戦中のドイツではナチスによるユダヤ人や障害者らへの迫害・虐殺とともに、男性同性愛者が強制収容や虐殺の対象とされた。一方でレズビアンは、とるに足らない存在として無視されていた（Faderman, 1996）。

１９７３年に米国精神医学会が精神疾患分類から同性愛を削除することを決定したが、この決定はその約20年前から、レズビアンやゲイの人権活動が行われていたことの成果と考えられている

(Hellman, et al. 2004)。性的指向は人間のセクシュアリティの一部を成し、同性愛か異性愛かは生得的もしくは社会的にその人が培った個性の一部であると見做されるようになり、矯正することは無意味であることから、性的指向 sexual orientation と言う概念が普及するようになった。1991年にWHOの国際疾病分類から同性愛が削除された後も、日本では、明確な同性愛への見解の変更がなされなかったが、動くゲイとレズビアンの会（アカー）が日本精神神経学会に意見表明を求め、1995年にWHOの見解を支持することが明確にされた。

20世紀末から21世紀初めには、レズビアン Lesbian、ゲイ Gay、バイセクシュアル Bisexual、トランスジェンダー Transgender（以下、LGBTと記す）の人々のための団体が各国にでき活動家が連携してLGBTの権利実現のために活動してきた。活動テーマの一つは、同性間の結婚がある。現在、28の国で同性婚の法的制度が整えられている。しかし他方では同性愛者の人権侵害事例が報告されており、国際連合人権理事会において、同性愛者の人権保護が課題とされている現状もある▼1（アムネスティ・インターナショナル、2003）。

以上にみたとおり、同性愛者、レズビアンやバイセクシュアル女性に対する社会の対応は、大きな歴史的変化をたどってきた。McHale と Gallagher（2003）は『看護と人権』のなかで、人権の歴史について、18世紀フランスの人権宣言に代表される「自由」の第1波、第2次世界大戦中の残虐行為に対し1948年に世界人権宣言が生まれた「人権」の第2波、そして第3波にある現代を、「相互関係と参加を重視する権利の時代」（McHale & Gallagher, 2003, pp. 20-24）へ移行していると論じた。つまり、看護とは人権概念を踏まえたものであり、レズビアンやバイセクシュアル女性をはじめ、今なお人権を侵害されている人や現象を対象にした看護を追究する際には、人権の歴史を踏まえることが必須と言える。

（2）フェミニズムとレズビアンの不／可視性

レズビアンが社会的に見える存在になったとみられるのは、女性解放運動を通じてであった。西洋フェミニズム運動においてはその嚆矢を1851年のセネカフォールズでの女性権利会議として紹介されることがあるのはこのためである（Faderman, et al., 2007）。

北米で初めてのレズビアンの全国的組織が作られた1955年前後には、米国で黒人の公民権運動や性解放などを受けて興隆したフェミニズム運動によって、女性の役割を家庭内に限定するなどの形をとって女性の自己実現を妨げてきた要因は、家父長制や男根主義、異性愛主義にあることが明らかにされてきた。この時期には、性的指向を異性愛から同性愛へと変更するフェミニストが多く現れ、人生の選択肢としてレズビアンという生き方が可視化され、ゲイ男性とも異性愛女性とも異なる、レズビアン独自の存在と意見が注目されるようになった。Faderman（1996）は、レズビアンとして生きることの選択とフェミニズムについて、以下のように要約した。

「（1960年代末の性革命によって避妊が容易になり：筆者注）生殖を目的としない婚姻外の性交渉が益々受け入れられるようになると、生殖につながらないという理由でレズビアニズムを非難するのは、いまや社会的には意味のないものになったのである。（略）セクシュアリティに対することのような新しい考え方は、フェミニズムの目覚めとともに芽生えた。（略）レズビアン・フェミニズムは社会の百年の歴史、つまりは性科学やメディアがレズビアンは「正常な」女性ではないと宣言し続けた歴史、を断ち切ることになった。レズビアン・フェミニストは、他の女性たちも自分たちのように、女として、女性解放の名の下に「実存主義的に」異性愛者から同性愛者に変わることができると宣言した。」（Faderman, 1996, pp. 241-242）

フェミニズムがレズビアンの状況に影響を与え、社会的な可視化に貢献した点は3点ある。まず1

1——同性愛者の人権が守られているかどうかを国際比較するためのベンチマークは明確になっていない。人権政策の進展度をみる例として、同性愛者の結婚が法的に認められているかどうかを比較する場合がある（サンダース宮松敬子、２００５）。ただし立法が進んだ国においても、同性愛者への憎悪殺人は起こっている。法がない国では、市民による同性愛者への憎悪殺人、公的組織による同性愛者への逮捕・拘束と拷問・虐待やその容認、あるいは、レズビアンへの強姦を呼びかけた投稿を容認するメディア業界団体など、組織的な人権侵害事例が報告されている（アムネスティ・インターナショナル、２００３）。

点目が、以上に述べたように、レズビアンとは女性の生き方の選択肢の一つであるという事を、理論的に説明したことであった。

そして第2点は、同性愛者の中にもある男女のジェンダー間の不平等性を明らかにしたことである。性的指向という概念においても、注目されるのは男性の性的指向に偏りがちであり、性的指向がジェンダー間の不平等性から自由ではないことが、指摘された（堀江、２００３；風間、河口、２０１０）。それゆえ女性間の性行為やレズビアンの存在（掛札、１９９２；Faderman, 1996；堀江、２００６）は、フェミニズム運動まで、シスターフッドという例外を除き、社会的に注目を集めることはほとんどなかった。[2]

3点目は、フェミニズムが看護研究を含む質的研究方法に影響を与え、"live of lesbians"（Robert, 2001）の探求方法を開拓していったことである（Rice & Ezzy, 1999）。

Clear と Crryer（2001）はフェミニスト理論をもとに、ニュージーランドで7人のレズビアンに対して健康支援に関するインタビューをおこなった。フェミニズムの影響を受けた研究方法を、「伝統的異性愛の社会的価値観に耐え、ヘルスケアに関連して小さな声しか持ちえていない、あるいは全く声を持たないレズビアン女性は、現在も存在している。それゆえこの研究は、表現に対する可能性や理解の創造、変革への基礎を工夫して作り上げるための方法を共有するために、家父長制から解放された枠組みに基づいて」（Clear & Crryer, 2001, p. 29）採用したと述べている。フェミニズムは、研究手続きを通じた研究者の立場性、対象との関係性の政治性、倫理性の問題を提示し、質的研究において研究者が研究プロセスに組み込まれた存在であり、ジェンダーから無縁ではいられないと捉えることによって、レズビアンを対象とする研究においても、真実性を高め得る方法として質的研究方法が盛んになった（Madriz, 2000）。

（3）レズビアンヘルスという考え方

レズビアンの健康に関する研究は、１９７０年代以降に活発化した（Federman, 1996；Robert, 2001）。Medlineデータベースにて、Lesbian and Healthをキーワードに英語出版された論文・著作を検索すると、１９７０年代は79件、１９８０年代は３１７件、１９９０年代は８７０件あり、２０００年代に入ると１４０２件、２０１０年代は４８８０件である。ちなみにＣＩＮＡＥＬデータベースでは１９９０年代の研究は66件あり、２０００年から２００７年８月においては１４７件であった。Bisexual and women and Healthでは４件で、いずれも２０００年代の研究であった。１９９０年代から２０００年にわたる10年間に、レズビアンの健康に関する研究は大きな研究領域となった

2――このためそれ以前の女性解放運動を担った女性の中にレズビアンの歴史を明確にみることは難しく、当時の女性同士の絆はシスターフッドという概念に含まれやすい。

（Robert, 2001）。

レズビアンの健康に関して英語で発表された研究のうち、量的研究では、レズビアンは異性愛の女性に比べて以下のような健康上の特徴を持つことが明らかになっている。

性感染症

男性とも女性とも性交渉をもつ人に比べ、女性とのみ性的関係をもつことは、性感染症のリスクは低かった。しかし女性のみと関係を持つレズビアンであっても、生涯にわたるパートナーの数が４人を超えると、また人数が多いほど、性感染症のリスクは２から２・２倍高かった。現在同性と性交渉を持つ女性の53～99％が、かつては男性との性関係を持った経験がある（Marrazzo, 2002）。またレズビアンの23％程度は性感染症に罹患したことがある（Dolan & Davis, 2003）。

生殖器癌のリスク

レズビアンの子宮癌検診の受診率は、48～55・６％で、定期的な検診を受ける率は25％以下であった（Roberts & Sorensen, 1999）。一方、乳癌検診の受診率は86％程度であった（Robert, 2001）。

メンタルヘルス

レズビアン・バイセクシュアル女性は異性愛女性に比べ、子どものころに虐待や暴力の被害者であった率が高く、異性愛女性の14~20%程度に対し、レズビアンは29~39%程度であった。また同性カップル内でのDVは、異性カップルと同じように存在していた（Robert, 2001）。

アルコール依存や薬物依存、喫煙習慣に関するレズビアンと異性愛女性との比較では、いずれもレズビアンの方が高率であった（Roberts, et al., 1999 ; Robert, 2001）。レズビアンは学歴、雇用状態、収入において、異性愛女性より上位にあるという特徴が見られたが、鬱傾向や、鬱のための受診、自殺企図の率は、全てレズビアンの方が異性愛女性に比べて高かった。過去に自殺を考えたことのある率は、諸外国でも日本においても18%から25%程度であった（Bernhard, 1999 : Kuang, 2006）。

米国、オーストラリア、ニュージーランドや欧州などの英語圏の国における看護研究では、レズビアンの健康問題が把握されてきた。しかし、1997年のInstitute Of Medicine（以下、IOM）の会議では、レズビアン女性に対する研究は、①先行研究の間で性的指向の定義が一致しておらず比較が難しい、②性的指向に関する尺度を含め先行研究を貫く標準化された尺度がない、③確率標本でない小さな集団を対象としているため知見を一般化するには限界がある、④コントロール群や比較群を設定できないため他の女性集団とレズビアン集団を比較することが難しい、⑤長期に渡って収集されたデータがないためレズビアンに対する理解の発展やどのようにレズビアンという性的指向の本質を現し計測すれば良いのかに関する示唆が得にくい、と報告されている（Robert, 2001, p. 547）。

レズビアンヘルス研究は、欧米においても対象者を無作為抽出することが難しく、レズビアンやバイセクシュアル女性の可視化が進んでいるとみなされている都市で、レズビアンを支援するイベントでのスノーボールサンプリング法（Steven, 1993）や、レズビアン向けのニュースレターを通じたボランティアサンプリング法（Steaven & Hall, 2001）によって、対象者と出会う方法が模索されてきた。またレズビアンやバイセクシュアル女性をどのように定義するかは、レズビアンであるという自認のある人と、実際の性的関係の有無、性的関係はないが女性にのみ惹かれるという人などが混在しており、共通の定義はなされにくかった。

日本語で発表されたレズビアンの健康に関する医学系論文については、検索をしてもゲイに関する研究の中でレズビアンに言及するものも多い。レズビアンを対象にしたものとしては、女性同性カップルに関するインターネット調査（廣、２００５）、同性カップルの挙児希望（柳原、２００７）、女性と性交渉をもつ女性の婦人科での経験（藤井、２００８）、女性間の性感染症（藤井、２０１０）、レズビアンおよびトランスジェンダーに対する暴力に関する研究報告（藤井、２０１６）、男女ＨＩＶ陽性者のＰｒｅＰ認知度（井上ら、２０１７）、レズビアンと医療者の相互作用（藤井、２０１８）、ＨＩＶ陽性者へのｗｅｂ調査の有用性に関する研究（鈴木ら、２０１８）などがある。

前述のＩＯＭレポートでレズビアンは“hard to find”な集団と捉えられていた。１９７０年代から現代まで、徐々に可視化は進んできたものの、以前日本では、hard to find な困難な状況は続いていると考えられる。

2. レズビアンと医療者の関係

(1) レズビアンが医療機関で経験した医療者の態度

医療者のレズビアン・バイセクシュアル女性への態度は、ケアの質に大きく影響を与えるものである。これまでレズビアンを「自然でない」「悪い」「みだらである」「性的倒錯者」「不快」(Bernhard, 2001, p. 148) であると捉え、レズビアンは異性愛女性を誘惑する者で、HIVの感染源である、といった誤った考えを持っている人がいたことが、明らかになっている。かつて米国の看護師は、心理学者や社会福祉家よりもレズビアンに対し否定的であったと報告されており、患者がレズビアンであるという事実に直面すると、医療者は「一般的に非難するか無視するかである」(Robert, 2001, p. 538) と述べられていた。Randall (1989) が米国で行った調査では、看護教員の17%が、レズビアニズムは病気であると答えていた。また研究に参加したレズビアンの4分の3が、医療者からレズビアンに対する侮蔑的な言葉を聞いたことがあり、レズビアンであることで否定的な治療をなされたと感じ取る経験があったと答えた。否定的態度には、カミング・アウトをしたレズビアンに対して哀れみを示したり、ショックを受けている様子を見せたり、患者のプライバシーを守らない態度や、同性パートナーにひどい対応をする、レズビアンの患者を待たせる、といった態度があった。

レズビアンらが医療者に関して持っている信頼の現状は、Bernhard（2001）の以下のような要約に代表されるものであった。

「医療者は、同性愛嫌悪的であるか、あるいは、レズビアンに対して否定的であるとの信念を、レズビアンは持っている。このことが、レズビアンが容易に健康支援を求めないことの重大な理由である。」（Bernhard, 2001, p. 148）

数少ない日本の研究では、福祉系学生に対する同性愛者や性同一性障害者に対する考えを調査した研究（藤井、２００５）があり、その結果によると、自分にとって異性の同性愛者に対してよりも、自分と同性の同性愛者に対しての方が、より否定的であることが示されている。

（２）レズビアンの医療者へのカミング・アウト

レズビアンに対する否定的態度や不快な扱いを経験したレズビアンは、ケアの質に否定的な影響が出るのではないかと考えて、自らのセクシュアリティについて自己開示することを恐れるようになり、自分のセクシュアリティについて「口ごもる」(Stevens, 1993, p. 96-97) と述べている。このことは、英文文献においてのみでなく、日本での研究(藤井、2008)においてもみられた。

一方、実際にカミング・アウトをして自己開示をしたレズビアンのうち、65%はその後も受けるケアの質は変わらず、28%はより良くなったと感じており、悪くなったのは7%であったと報告した研究もある(Martinson, Fisher & DeLap, 1996)。性感染症のケアを受ける際は、医療者に対してカミング・アウトが必要な場合があり、カミング・アウトはケアを促進すると示唆する研究結果もみられた(Reagan, 1981)。

カミング・アウトには、3つのパターン即ち、計画的なカミング・アウト、受動的カミング・アウト、計画的でないカミング・アウトがあった(Hitchcock & Wilson, 1992)。

計画的カミング・アウトとは、リスクがあることを理解しながら、医療者に性的指向を明らかにすると自ら決断し、積極的に動くカミング・アウトであった。受動的カミング・アウトとは、医療者が外見から患者のことをレズビアンではないかと医療者が考えている、と患者が思った場合におこなわれるカミング・アウトであった。医療者が、患者はレズビアンなのではないかというメッセージをさりげなく出すと、患者が否定も肯定もしない、と言う風におこなわれていた(Hitchcock, et al., 1992)。

計画的でないカミング・アウトとは、患者が、カミング・アウトはしないと決めている段階や予想の段階にあるときに、カミング・アウトをしてしまうことである。ヘルスケアの相互作用のなかで起きる何らかの出来事に引き続いて、クライエントは不必要な治療手順の否定的な結果を避けようとして、カミング・アウトしなければと感じるようであった。

「自己開示は2つの段階――予想と相互作用――から成る。そして予想の段階において、レズビアンであるクライエントは、医療者にカミング・アウトをしたらどのようなことが起こるであろうかと考え、加えて、医療者が安全な人物かどうかを見極めるために、その医療者に関する情報を修正する。次に相互作用の段階では、レズビアンのクライエントは、自己開示が安全かどうかに関する更なる手がかりを求めて、環境を見守り、たとえカミング・アウトを始めた後でも、相互作用の期間ずっと、医療者の反応を監視し調整し続け、自分の安全を推し量り続けるのである。」(Hitchcock, et al., 1992, p. 179)

レズビアンのクライエントは、自分たちの安全のために、医療者を選ぶ際は友人やレズビアンに親切な医療者からの情報を集めて、ふるいにかけていた。不当な扱いを受けた時は、医療機関の管理者に文書で抗議し、レズビアンの置かれている状況を変えようと試みる患者もいるが、危険を察知してただ黙ってその相互作用を避ける人もいた(Bernhard, 2001)。

3．患者とケアギバーの相互作用

（1）看護学における理論的背景

医療者と患者の相互作用に関する看護理論について、Riley（2007）は患者と看護者の援助関係のための指針を示し、患者の満足度は、看護者の技術的専門的スキルよりも、相互作用スキル interaction skill が重要であると指摘した（Riley, 2007）。また Weslay（1995）は interaction 理論及びモデルの目標は、相互作用を通じた達成にあると述べた（Weslay, 1995）。

相互行為の効果をみるには、「目標を明確化し、相互行為場面でのコミュニケーションが妥当であったか、コミュニケーションの量や表現、そしてコミュニケーションは柔軟であったかといった点から、査定を行う必要がある」（Sundeen, Rankin, Stuart, et al., 1999, pp. 125–126）、また医療者と患者の「反応する能力や意味を見出す能力」（Montgomery, 1995, pp. 146–147）が影響すると考えられていた。Weslay（1995）は、第一に重視すべきは積極的な参加者としての人間である、と述べ、相互作用に注目した理論やモデルは、ケアの過程における専門職者が持つクライエントに参加を促す技術と、クライエントとケア提供者の両者が主体的行為者として尊重される必要性を強調した。

参加という概念は、1960年代のFreire（1970）に始まるエンパワーメントの思想の源にみられるものであった。Freireによる参加とは、あらかじめ設定された目標を達成するために人々の資源を導入する受動的手段としての参加ではなく、その場の人々が主体となって参加していく過程を重視した、目的としての参加を意味していた。その過程を、力をつけていくempoweringあるいはenabling過程とした。

（2）患者とケア実践者の相互作用

患者と看護師の相互行為に関して、多くの看護研究が報告されており、例えば、急性期における看護師の患者に対する臨床状況の即時的評価としての直観に関する研究（本庄、黒田、西村、他、2002）や、慢性期における患者との相互作用を通じて看護者が患者への共感にいたるプロセスを見出した研究（夏目、2006）、回復期における患者と看護師の相互作用が患者の社会的回復に影響する研究（三好、堀内、天野、他、2006）などである。これらの研究は、患者の健康段階の違いにより、患者と看護師の間の相互行為に、各々別の構造があることがうかがえた。これらの臨床研究においては、研究方法として参加観察法が用いられている。臨床看護研究において参加観察法の利点は、看護師と患者の自然なかかわりを観察することが可能な点にある。しかし看護では看護者である研究者が参加観察をするため、看護者側の行為の要素の説明性は高いが、患者が看護者の行為をどう受け止めたかは、患者へのインタビューなどで補う必要がある（本庄ら、２００２）。

佐々木（２００６）は、入院時面接における看護師と患者双方の発言を検討した結果、面接を通じて患者が看護師に個人的かつ私的な情報を打ち明ける時に、看護師には患者の「解釈」「反映」を促す時間的ゆとりのための「沈黙」や、「解釈」「開放的質問」といったコミュニケーションスキルが必要であるとした（佐々木、２００６、81頁）。

見城ら（２００５）は、心臓カテーテル検査のオリエンテーション場面の関わりを分析し、相互行為には患者と看護師両者で進めるパターンと、患者と看護師が消極的なパターン、看護師主導パターン、患者主導パターンの、４パターンがあることを発見している（見城、野村、飯田、２００５）。４つのパターンのうち、患者と看護師両者で進めるパターンでは、看護師の経験年数は5年以上で発言に両者が呼応しており、互いの内容を理解しようと努め、わからない事を質問したり、言いかえて理解したことを確かめたり、両者とも発言に多様性がみられた。一方、消極的パターンでは、両者の発語内容のカテゴリーは少なく、看護師が専門知識不足で、コミュニケーションの活性化がおこなわれず、説明がパンフレットなどの範囲にとどまりがちであった。看護師主導パターンでは、患者よりも看護師の発語が多く、情報提供の量は多いがコミュニケーション技法の活用頻度が低かった。患者主導型では、患者の意思表示や発言が多く、看護師はコミュニケーション技法を活用し情報提供をおこなってはいるものの、患者からの質問にやりにくさを感じてしまうという特徴があった。

また前述の本床らの研究では、患者に望ましいアウトカムを導く看護者の行為とは、その場面において看護者が「気づき」によって看護観察を深め、「タイミングをつかんで」「即座のコミュニケーション」をおこなうことで患者に対し効果的な技術と柔軟性を発揮できていた。このことから、ケア看護の場面においては、有能な実践家が質的判断を無数におこない、ルールや手順として述べることのできない技能を実演していると述べた（本庄ら、2002、68頁）。

これらの看護学研究は、医療場面における患者と医療者の相互作用の分析においては、患者とケア提供者の両方の視点から、両側の要素の説明性を高めること、そして医療者側のコミュニケーションスキルに着目することの重要性が、示唆されている。

Ⅱ　レズビアンヘルスにおける事例分析

1．事例紹介

(1) 前提となる用語の定義

本研究においては「レズビアン・バイセクシュアル女性」と併記し、いずれかであると自認している女性を対象とした。同様に医療者とは、医療施設内で患者にケアを提供する看護師もしくは医師に限定している。

本研究において相互作用とは、患者と、医療者が出会った関わりの導入部から終了までの過程で、両者がお互いに対して意味づけや解釈を行いながら相手との関係を築いた過程と前提した。そして相互作用が促進されるとは、患者が、医療者との関わりの期間中や、関わりの終結の後であるインタビュー時において、その医療者との関わりにおいて心地よい対応をされたり支えられたりしたという主観的感覚をもっていたものである。

（2）研究対象者

本研究の対象者は、日本に住んでおり、日本語を話す、

①医療者と「相互作用が促進された過程」についての経験を持つレズビアンまたはバイセクシュアル女性である患者

②①に対して「相互作用が促進された過程」においてケアを提供した医療者である。

（3）研究方法

調査期間は、2007年10月から2011年4月である。

本研究では、患者と医療者の相互作用に関する両者への半構造化インタビューによって得られたデータを、シンボリック相互作用論（Blumer, 1969）に基づき継続比較し、理論化を目指した。

患者がすでにその経験の価値を認めている研究参加時点からみると、語られる治療期間は既に過去のものである。先行研究で見たようにレズビアンである研究参加者との出会いは困難なことに加え、安全で心地よい実践をしている医療者と患者の相互作用場面への参加観察の機会を得ることは、希少であることが推測された。本研究の趣旨を明らかにして参加観察することは、研究に参加することによって患者のプライバシーを医療者に対しあらかじめ研究者が公にすることを意味し、患者と医療者の自然な関係に影響し、倫理的にも不適切である。こうした影響のもとに得られたデータは、自然な相互作用に関するデータとしても問題があると考えられた。これらの理由から、本研究では参加観察ではなく、半構造化インタビューを行うこととした。本書で研究方法、特に対象者へのアプローチ法とその際の倫理的配慮について、詳細に報告することとしたのは、レズビアン・バイセクシュアル女性が"Hard to reach"と捉えられがちであり、さらに日本でのレズビアンヘルスの研究が未だ少ないことを考慮したものである。

(4) レズビアンヘルス研究における研究倫理と利益相反

本研究ではデータ収集の過程で、患者側研究参加者の承諾のもとに、研究参加者がレズビアンやバイセクシュアルであることを間接的に医療者に伝えることになる。これは一種の「アウティング」になり兼ねない行為であり、研究参加者に対して、本研究でおこなうこうした手順を充分に理解してもらえるよう説明をし、研究参加にあたって熟慮して決定し、同意を得て公表することがなし得なければ、このような研究は成り立ち得ない。性的指向・性自認（いわゆるSOGI Sexual Orientatuon Gender Identity）の公表は、単に個人情報の開示というだけにとどまらず、公表によって、当事者に不利益が及ぶ可能性が考えられ、こうした可能性について、当事者は充分に理解して生活していることが多い。しかしあらためて、本研究に参加することは、研究参加者が自発的意思に基づいてその可能性を自ら負うことを意味することを、説明した。次に、研究参加者への不利益の可能性を認識してもらった上で、研究者が準備している研究参加者の不利益の可能性を最小にするための、以下のような倫理的配慮について説明した。

研究の説明にあたっては、本書巻末に掲載した「ご協力のお願い」（別紙2）、「この研究の倫理的配慮について」（別紙3）、「ご協力のお願い書：研究参加依頼書」（別紙4）を配布し、口頭で説明を加えた。研究者がこれまでの研究活動を通じ、インターネットや出版物などでレズビアンに対する健康相談事業をおこなってきた過程や、過去に同様の倫理的配慮を行った経験があることも、併せて伝えた。

（5）調査に参加した方々の背景

本研究の研究参加者は、患者側研究参加者が5人、医療者側研究参加者が6人であった。

患者側の研究参加者の年齢は、30代から40代で、1人を除いて受診当時にパートナーがおり、内2

表1　研究参加者（患者5人・医療者6人）の概要

ペア	患者				医療者			
	患者	パートナー（インタビュー）	年齢	患者と医療者の関わりの契機	医療者職種	年齢	性別	性的指向
①	Aさん	有（×）	30代	眼科手術	U医師	50代	f	不明
②		無（×）		総合診療科を受診	V看護師	50代	f	異性愛
③	Bさん	有（○）	30代	友人に紹介されたクリニックを受診	W医師	30代	m	ゲイ
④					X医師	40代	m	ゲイ
⑤	Cさん	有（○）	40代	パートナーに紹介されたクリニックを受診	Y看護師	40代	f	レズビアン
⑥					Z医師	30代	f	レズビアン
	Dさん	有（○）	40代	婦人科手術	医療者は研究不参加			
	Eさん	有（×）	40代	HIV 抗体検査	医療者を特定できず			

出典：筆者作成.

人はパートナーと同居していた。患者5人のうち、3つの事例では診察や手術に立ち会ったパートナーにも、インタビューを行った。2人が入院・手術の経験を、他の3人が外来を受診した経験を語った。

医療者側研究参加者6人は、看護師が2人、医師が4人で、医師の専門科目は眼科、精神科、内科、婦人科であった。職場での立場は、院長が1人、医長が1人、役職なしの勤務医2人、非常勤看護師が2人であった。年齢は30代から50代で、女性が4人、男性が2人であった。医療者が自らの性的指向に関して語った内容から、性的指向はレズビアン、ゲイ、異性愛であった。

患者と医療者のペア事例は6組であった。**表1**に参加者の概要を示した。

以下では、研究参加者の語りを質的機能的に分析した結果、相互作用過程の構成要素を【 】で、構成要素の下部概念を〈 〉で、実践を示す具体的行為を傍線で示した。研究参加者の語りの引用は「 」で示した。

2. レズビアン・バイセクシュアル女性の健康に関する経験

本研究においてレズビアンである女性が医療者に支えられたと感じた相互作用の過程について語る際、過去に経験した医療者との相互作用と比較して語る傾向がみられた。患者は、これまでの【レズビアン・バイセクシュアル女性の健康に関する経験】を、その後に出会う医療者の行為を判断する根拠にしていた。

【レズビアン・バイセクシュアル女性の健康に関する経験】には、パートナーとの日常の経験から過去の受診の経験までを含んでおり、〈健康上の問題をパートナーと共有する〉、〈話を聞く姿勢で医療者を見極める〉、〈人と関わるたびに自分の置かれた状況を自覚する〉があった。

(1)〈健康上の問題を同性のパートナーと共有する〉

自分の体調の変化を互いに話した

女性と恋愛し、つきあう期間が長くなるにつれ、自分の体調の変化を互いに話すようになった。そもそも恋愛期間の最初から、頻繁に電話などで連絡を取り合った。主な話題の一つが、互いの体調のことであった。

「毎日電話はしていたので、その日あったこととか、寝る前にだいたい電話していたので。（体調のことを）聞いたりとか。（中略）一番初めに家に来てくれたのは、私がすっごく胃を悪くして（その時）。おつきあいして半年よりも前だった。」（Cさん）

Cさんとパートナーとは、レズビアンが参加するイベントで知り合い、イベントの世話係を一緒にするサークル仲間のような関係が半年間続いた。Cさんは当初からパートナーのことを「好ましく思っていた」が、パートナーの方は以前は男性と付き合っていたこともあり、自分がレズビアンなのかどうかと自問する期間を要したようであった。出会いから半年後、パートナーの方から告白され、Cさんとパートナーは交際を始めた。互いに親と同居し、2人の自宅は電車で1時間程離れていたが、会社の帰りに食事をしたり、毎日のように電話で話した。

自分の知っている医療機関をパートナーに紹介した

そんな交際から約半年後、Cさんが胃痛で会社を休みがちになった。それを聞いたBさん（パートナー）は、何カ所か自分の知っている医療機関をパートナーに紹介したり、症状が長引くのに受診をしない時には、見舞いに行ったり、受診に送ったりしていた。

「（胃が）痛い痛い、っていうのは前から聞いてて、一回私の地元の方の整形外科みたいなところに一緒に行ったんですけど、それでも全然良くならずどんどんどんどん悪くなって。私の知ってる人がテルミー（温灸療法）やってて、私が昔ぎっくり腰やった時にそれですごく良くなったので、その頃には痛くて寝られないし白髪も増えるし、っていうことを電話で言われたんで、これはもう家まで迎えに行かなきゃ、みたいに思って。（家まで）行ったらもう、ペション、としていて……。もう連れて行かなくちゃ、と。」（Bさん）

Cさんにはこの治療法が奏功し、胃痛は改善した。このように体調が悪くなった時に受診を勧めたり付き添ったりしてくれるのは、親きょうだいではなく、パートナーであった。

「（親は）小さい子どもじゃないんで自分でなんとかしなさいって言う感じ。（彼女は）家族よりも心配してくれて。心強かった。」（Cさん）

健康に良くないパートナーの生活習慣を変えようと働きかけた

CさんとBさんはつきあい始めて5年後、親の家を出て同居することにした。その頃には親や親しい友達にお互いをパートナーとして紹介していた。一緒に暮らし始めると、5年間では気づかなかった互いの癖に気づくようにもなった。そしてお互いに、相手の生活習慣のなかで健康に良くないと思えることは、さり気なく変えようと働きかけたりした。またお互いにパートナーからの働きかけを受け入れるようになっていった。

「びっくりしたのは、(Bさんは)朝ごはんを食べないんですよね。私は朝からでも全然食べられる方なんで、無理とか言われて、無理の理由を言ってくれたらいいんですけど、何が無理なの?　みたいな(食べるよう勧めた)。」(Cさん)

「日々の習慣みたいなものが、今まで別に暮らしてきたからわからなかったことが、わかるようになって、すごい小さなことなんですけど……。最初の頃は新しいことの発見の連続でした。ご飯のことは今でも言われます。私の方が、食事を朝、ちゃんと食べなかったりとかしてしまいがちなので、食べろ食べろって。(中略)私、朝がすごく苦手なので、で、どちらかというと夜型で、それをできるだけ朝型にもっていこうってしてて、そのためにも朝はちゃんと起きてね、って(Cさんに言われ

る）。で、ここ最近ちょっとずつ（食べるようになった）。」（Bさん）

レズビアンである患者と同性パートナーは、健康上の問題は必ずパートナーと共有していた。しかし医療機関にかかると途端に、同性パートナーが排除されてしまうことを、経験していた。

医療機関ではパートナーが排除されないように「家族」と名乗ることを相談して決めていた

「私が救急車で運ばれた時に、たまたま（パートナーは）『友人なんですけど』って言ったがために、緊急のレントゲン検査を説明されなかったの。いやご本人の承諾がないと、って、一切情報を閉ざされたことがあって……。（中略）相手にとっては家族ですって言えばそれで通る。戸籍もってこいって言われなければ。家族です私が世話する相手です、っていうことを、そう言う方が良いんだねっていうことを、その痛い経験で（学んだ）。私が思ったのは、従姉妹でも、姉の夫、妻でもなんでもいいじゃない、相手の概念に何か相当するものを言えば良いんだなって。言っとかないと、友人ですとか知人とかでは、あの人達（医療者）の責任上、それ（個人情報）を言えない。」（Dさんのパートナー）

救急の場合、友人であっても救急車に同乗して医療機関に同行することはできた。しかしそれ以降の詳しい情報を聞く段階では、個人情報保護の観点から、医療者の口が重くなった。そこで、そのような場合に備えて次からは、医療機関ではパートナーが排除されないよう、「家族」と名乗ることを相談していた。

しかし、たとえ「家族」と伝えても、医療者の持つ家族観に合致しないと、家族として扱ってもらえないこともあった。

Dさんが高熱を出し、いつも通っている医院でインフルエンザと診断されて薬の処方を受けた直後、同居していたDさんのパートナーにもインフルエンザの症状が出始めた。そこでパートナーも同じようにその医院を受診し、Dさんと同居している事を告げた。しかし医師は、Dさんのパートナーの症状は風邪であってインフルエンザではないと言って別の薬を処方した。Dさんはインフルエンザと診断され服薬して症状が寛解したが、パートナーの方は薬を飲んでも高熱が続いた。そして持病の喘息発作を引き起こし、救急搬送された別の医療機関では、高熱はインフルエンザが原因と診断され薬を処方し直された。

「同居してる私が受診したらインフルエンザだって言われて薬だされてすぐ治ったんだけど、パートナーは風邪薬なもんで治らない、で、もう一度行って事情を話しても、(医者は) 風邪だって譲らない。私はもう確信があったもんだから、ぜひ (インフルエンザの薬をパートナーに) 処方してください、って言って、私から言ってやっと。後から謝ってはったけど。これが、夫が、妻が、子どもが……熱出ましたって言ったら、（医者の）頭の中ですっと受け入れられるでしょう？ インフルエンザの家族内伝染って。家族っていうのは、夫と妻と子ども、って、そういう構造ってあるから、（パートナーのことを言っても家族という認識に）つながってないのよね。」（Dさん）

「（その医者のことは）ホームドクターって思ってたんだけど、それを経験してから、やや少し不信感が……。ああやっぱりここもだめか、っていう感じがした。」（Dさんのパートナー）

患者にとってパートナーとは、単に健康問題の相談をする相手として重要なだけでなく、身体的健康をまさに共有する存在であった。そのため同性パートナーが医療から排除されることや、家族として扱われないことは、自身の健康にとって身体的にも情緒的にも、医療者への信頼を大きく損ねることにつながっていた。

（2）〈話を聞く姿勢で医療者を見極める〉

医療者の姿勢を見極めた

患者は健康に問題が生じた初めの頃は、パートナーに相談をしたり、一人で対処したりしていたが、症状が続くと医療機関を受診した。受診先を選ぶ際は、「女医がいるところ」をインターネットで探す人や、「友達やパートナーから紹介」された医療機関である、あるいは単に家から近い、ということなど様々な選択基準があった。

受診した際には、できるだけ早く、医療者の姿勢を見極める必要があった。特に患者のセクシュアリティに関連する話を聞く医療者の姿勢から、その医療者が信頼できる人かどうかを見極めようとした。医療者を見極めることは、その後の通院の間にどの程度自己開示し、自分の状況を医療者に真実のまま話すのかを判断し、話した後の医療者の対応を予測して少しでも安心して通院するために、レズビアン・バイセクシュアル女性の間では必須のことだった。

「(レズビアンの知人が)十数年前に婦人科にかかったら、今まで男性経験はありますかって言われて……ない、って言ったら、本当にないの本当にないの、なんでないのなんでないの、みたいなことをすごく聞かれたらしく、すごく嫌な思いをしてもう二度と婦人科には行かないって決めて、本当に今まで(十数年間)一度も行ったことがないっていう話をみんなの前でしていて……。確かにそういうことを聞かれたらすごく嫌だなって思うし、でも、もしかしたら今でもそういう人っているかもしれないって思って……。」(Bさん)

「聞く姿勢で、この人信頼できる人かどうかっていうのはみんな見極めてるんと違うかな。」（Aさん）

医療者が患者とどのように会話を進めて行くかを見た

Eさんは性感染症を調べる血液検査を2回受けた。1回目の時、問診で担当の看護職者から男性との結婚を勧められ、それ以上会話をする気が削がれたのをよく覚えていた。

「一回目（の看護師にセクシュアリティに関すること）は言わなかったのをよく覚えてるんです。非難される感じだったんで……、一回目は何で結婚せえへんのとか、複数の人とセックスしてるの？みたいな感じで、そこですごい（話が）止まって行く感じやった……これで相手が女とは言えないみたいな気が（したのを）すごく覚えてるんですね。（中略）いつも葛藤するじゃないですか、言うか言うまいか、言わずに済まそうか言った方が良いのかなっていうのは、頭のどっかにいつも考えているんで、そんな時に、二回目（の看護師）は、すっと流してくれはったんで、あ、じゃあ言っておこう……。その人の雰囲気を見て。私は言うぞって思ってるんじゃなくて本当に気まぐれで言うタイプなんで。（中略）向こう（医療者）の方が、頭の片隅にでも良いしそういう（同性愛の）人がいるんやなって思って聞いてるのと、そうじゃないかで、たぶん違う。女性やから当然相手は男性やろうとか100％信じてね、なんの迷いもなくパキーンって感じている人に言うのは、なんか見えない壁があるようなないような。（患者の話を聞いても）医療者側が、内心動揺してても平然としていられるくらいの心構えがあっててほしなって、希望としては。そこであんまりびっくりされても、どうしようって思うじゃないですか。患者側がね。言ったらあかんかったんかなとかね。」（Eさん）

医療者の姿勢によっては、患者がありのままに自分のことを言っても「言ったらあかんかった」と後悔することになった。

患者の話を聞いた医療者の反応など、医療者が患者とどのように会話を進めて行くかが、受診を継続する気持ちにも影響した。Ａさんは精神的な落ち込みを感じていた時期に、仕事でのクライエントとの関係をスーパーバイズしてもらう目的でカウンセリングを受け始めた。しかし、Ｖ看護師に相談する前に通ったカウンセリングで、カウンセラーからクライエントである自分に限界が設定されていると言う感覚を受けた。このままこの通院を続けると、自分も他人に同じことをしてしまうような気がして、Ａさんはカウンセラーを換えた。

「二週間に一回くらいカウンセリングを受けていると、その人のマネをするっていうのがある。そのカウンセラーから絶対学べないなって思ったのは、諦めないこと。その人が諦めてるなと思って……。諦めないってちょっと難しいけど、なんか字面通り、相手に力があるとか可能性があるってことを、ホンマに信じるってことを、このカウンセラーはしてないな、っていう風に感じて……。相手（クライエント）に限界を設定してしまってるなと思って。この人に付いて行ったらきっと自分も同じことしてしまう、って思って……。（カウンセラーの真似をして）こんなん無理だろうとか、どうせ何々だろう、みたいなものの言い方をしてしまうん違うかなと思って（通院を）やめた。（中略）やたらLGBTっていうこと言うてても、人間受け止める力がない人はダメやねん、知識はあるかもしれないけど、人間受け止める力がない人は知ってるだけで。そういう人にはすごく距離は慎重に計ってる……。」（Aさん）

医療を受ける場面では患者は医療介入を要し、普段の状態よりも脆弱になっていた。そんな「救急の場面では、相手（の人間を受け止める力）を変えてる余裕はない」（Dさんのパートナー）ために、患者は自分が安全に医療を受けるには、医療者を見極めて可能な限りの選択をする、すなわち、何も語らないで我慢して受診を続けるか受診をやめてしまうかしかなかった。医療者の態度が、医療者の方が患者よりも常に正しいと思いこんでいる場合には、レズビアン・バイセクシュアル女性である患者にとって、自らの安全を確保するのは困難な状況に思われた。

「相手（レズビアンやバイセクシュアルの患者が）間違ってる人、私（医療者は）正しい人、って思

ってる。……一番困難やね。」（Eさん）

（3）〈人と関わるたびにレズビアンの置かれた状況を自覚する〉

レズビアンを同じ人間だと感じていない人と出会った

Bさんは以前にカウンセリングを受けていたときに、パートナーが女性であることを相手の女性カウンセラーに話したことがあった。そのカウンセラーは「特に驚いた様子もいやな様子も」なく、それ以降「彼女さんは？」などと話しかけてきた。それでもBさんには、カウンセラーの対応が「腫れ物にさわる」ように変化したと感じられた。同性パートナーのことを話題にしていたカウンセラーは、表面的にみると、Bさんがレズビアンであることを受け入れようとしていたように見えたが、この態度がBさんには不自然で唐突に映った。「レズビアンであるあなたのことを、偏見のない目で見ますよ、理解していきますよ、みたいな、やや上から目線」だと感じ、そう感じられた理由を、カウンセラーが自分のことを、カウンセラーと同じ人間だと見ていないように感じたからだと説明した。

「私の感覚からしたら、私はレズビアンで女性と付き合うのが当たり前で、ヘテロ（異性愛）の人は異性と付き合うのが当たり前で、その二つの間になんら違いはないんですね、私の感覚からしたら。

でも、その人はそうじゃなくって、（レズビアンが）いるって言うことは知ってるんですけど、なんて言ったらいいのかな……。（レズビアンを理解しますと言う人は）本質的なところで（レズビアンも異性愛の）あなたと違わないんだよ、っていうことを知らない。」（Bさん）

身近な関係を隠すことに慣れている自分を自覚した

Aさんは仕事を通じて、ＤＶから逃れてきた異性愛女性の入院に付き添った経験があった。その際、入院によって暴力をふるう夫に女性の居場所を知られかねない事情があったため、医療機関にも事情は隠す必要があった。入院時の書類には保証人として自分が署名し、自分たちの関係を「友人」だと伝えた。

しかし問診を担当した看護師は、「どういうお友達ですか？」と、質問を繰り返した。女性は質問されたことによって「もうしんどいから言うたほうがましや」と言い、夫の実家の連絡先を伝えると言いだした。Aさんは看護師が質問する様子を見て、自分もそうした質問は日常的に経験していることと、適当にごまかして会話することがうまいことを自覚した。また「友達」という関係は、医療機関ではすんなり通らないことがあることを実感した。

「（看護師の会話は）詮索するとかいうのじゃなくて会話をはずましてるみたいな感じで聞いてきはる

んやけど、でも……なんていうか、すごくいやな突っ込みやな、って気がして。それは、私はすごく慣れてる。それはなぜかっていうと、やっぱりレズビアンであるっていうことがベースになって、日常のなかでそういうこと言われても、適当にごまかすクセがついている。（中略）あまりにも日常的やもんね、自分のこと言わないっていうのは、あまりにも日常的。」（Aさん）

社会的接点をもつたびに怖かった

Aさんは網膜剥離の治療の際に、医師から最悪の場合には失明する可能性があることも説明を受けていた。失明という事態を想像した時、福祉の情報に詳しかったAさんは「日本ライトハウス」に行ったりするのかなと漠然と考えたという。しかしその際に、そうした福祉施設でも、レズビアンである自分は少数者であり、健常者から視覚障害者になっても視覚障害者の団体で障害を持つ仲間に出会うこともできるという感覚よりも、健常者であっても障害者であっても、レズビアンであることで偏見を持たれる恐怖を持つことになる、と感じて、ただ失明するかもしれないという不安とは別の恐怖を感じたと語っていた。そしてこうした恐怖を、「社会的接点を持つたびに傷ついていく」と表現した。〈人の話を聞く姿勢で医療者を見極める〉結果、受診先を別の医療機関に変え、人の話を聞く姿勢から信頼できる医療者だと感じられる相手であっても、「社会的接点を持つたびに傷ついていく」かもしれないという思いは、なくならなかった。レズビアンである自分が置かれている状況を、Aさんは「孤立感が違う」と表現していた。そして健康を害して医療など社会的サポートを必要とする時でも、「異性愛のサポートシステム（の中）にレズビアンの自分が行く」ことであり、「二重三重」のストレスを受けると予想していた。またそれは自分だけではなく、レズビアン全体がそうではないかと考えていた。

「もう見えなくなってしまってね、障害持ってしまったらどうなるんやろうかっていう、そういう時にね、その、自分一人で生活していくんじゃなくって誰かのサポートが必要という時になって、ヘテロ的な接点をたくさん持たされるっていうことを想像する。例えばライトハウスに行くって言っても、ヘテロの世界やと思う。ヘテロで障害者の世界に、レズビアンの自分が行くっていうのは、そんな細かい想像までしなくっても、やっぱりなんか危機、ストレスが二重三重になるやろうなって。……いうの（感覚）をみんな直観的に持ってるじゃないかなって思う。だから単純にヘテロ・ノンヘテロって分けれないっていうのはもちろん大前提なんだけどノンヘテロ（レズビアン）の方が、病気の回復に対してもの凄くなんていうか、遠い感じをもってる。」（Aさん）。

人との接触が安全なものであれば大丈夫と感じた

本研究に参加したレズビアン・バイセクシュアル女性は、過去の経験から、社会の中で安全を感じられずに生活していることや、自分が同じ人間だと見られていないように感じる等、否定的なつながりを自覚することが多かった。しかし、全てが否定的な関わりではなかった。人との接触が安全なものであれば、支えられることがあると感じた経験も、あった。

「なんていうかな、すごくピリピリしてる時って、自分がレズビアンであることを理由に、分かってもらえないいんじゃないかっていう風に考えがちなんだけど……でもここまではちゃんとやってくれる人やっていう相手に対する信頼感が持てたりすると、そんなに理解ないことを言われてもあんまり傷つかないですむ。そういこうこと（信頼感による不安や恐怖）の軽減って本当にわずかよ。でも（中略）前はそうしてもらったって他の病院でももしかしたら言えるかもしれないし、とか、病院でこういうことが通じるんやっていうこととか、そういうちっちゃなそれぞれの経験の積み重ね（が大事）やと思って……。」（Aさん）

3．医療者が患者への態度を形成した経験

本研究においてレズビアン・バイセクシュアル女性が支えられたと感じた相互作用の相手であった

医療者側の研究参加者には、【医療者が患者への態度を形成した経験】に特徴がみられた。態度の形成に影響した過去の臨床での経験の積み重ねが、その後出会うレズビアン・バイセクシュアル女性である患者との相互作用を促す基盤となっていた。経験には、〈患者の現実に触れる〉こと、〈患者を尊重することを学んだ〉こと、〈尊重されることで人は癒されると気づく〉ことがあった。

(1)〈患者の現実に触れる〉

身近にレズビアンの知り合いがいた

研究に参加した医療者のうち、医療者自身の性的指向がレズビアン、ゲイの場合や、レズビアンの知り合いがいた異性愛の医療者は、一般的に同性愛者がカミング・アウトする際には困難を伴うことを、自分や知人の経験をもとに理解していた。

「レズビアンの女性を目の前にしたときに私は特別な配慮しているかっていうと、ゲイ同士の関係と今までのレズビアン女性との交流から推察して、まぁこういう対応の方がまぁ心地良いであろうなという推測の元にお話をしているって言う感じです。」(W医師)

「同性パートナーを連れてこようと、同性愛者であるということは言いにくいだろうなということは前提……。（中略）（特にレズビアン・バイセクシュアル女性である患者に対して）男性の医師はもう少し想像力を働かせる必要があると思いますけど、私自身もまだまだ想像力足りないことがあると思いますけど……。受付から始まって、医者、それから看護師、最後の会計、それからもしかしたら薬局、どれもどっかでネガティブなメッセージがあったら、全部だいなしになっちゃうんですよね。全てが良くなければならないっていうのはすごくチャレンジングなのですけども、どのステージにあっても、目の前の患者さんがセクシュアルマイノリティかもしれない、必ずしもノンケ（スラング。異性愛者の意味）ではないという前提のもとに気配りができればいいんじゃないかなと思います。それは、言うは易しなんですけどね。」（W医師）

W医師は、自院がレズビアンやゲイにフレンドリーなクリニックを標榜していても、それを広報する際には細かな工夫をして、来院することが周囲に対して無言のカミング・アウトを意味することになれば、レズビアン・バイセクシュアル女性である患者が受診しにくくなると考え、広報する媒体を選んで目立ち過ぎないように配慮をしていた。レズビアンやゲイの医療者のなかには、自身は公的にカミング・アウトをしている人もいたが、その場合でも、全てのレズビアンやゲイがどんな場所でもカミング・アウトをすることは難しいと理解していた。

「クリニックに来ることで迷いを感じておられる患者さんが居るっていうことは、うちがセクシュアルマイノリティのためのクリニックであるということが広まってるということですし、私としては嬉しい反面、それで来れない人（セクシュアルマイノリティの患者）が、来れなくなっているというのは、うーん……。（中略）うちがゲイ、レズビアン、トランスジェンダーに向けたクリニックであることはホームページには一切書いてありません。でもゲイ雑誌だとか、レズビアンがアクセスするようなとことかに関しては、広報しているんですよね。そういった広報だとか口コミだとかをみて、我々のホームページにアクセスするとまず、女の子同士が手繋いでるとか、男の子が二人でいるとかなんで、あーっと、わかるようになっている。」（W医師）

カミング・アウトしたくないと言う患者の話を聞いた

また、医療機関に患者は治療を欲して受診するのであるから、治癒に必要な場合を除いて、医療者としてカミング・アウトは患者の役割ではないと考えていた。そう考えるようになったのは、カミング・アウトはしないで済めばそれが一番楽である、という同性愛者に多く出会ってきたからであった。

「みなさん（同性愛者だとか）言わなくても良い環境が一番楽だとおっしゃる。わざわざ言う必要がある、っていうのは立場が逆転（している）。」（X医師）

（2）〈患者を尊重することを学ぶ〉

患者の立場に立って配慮することを学んだ

医療者が形成してきた患者への態度は、自身が受けてきた教育や、その後のキャリアの中で患者や仕事そのものから学んだことが、基になっていた。

U医師は、約7年のあいだ大規模病院で勤務した後、自身が体調を崩して休んだ後に、個人医院などで非常勤院長の経験を経て、小規模な病院の眼科医長になった。しかしその後、病院の診療科目縮小に伴って、再び大規模病院に移動になり現在に至っていた。自分の患者への姿勢の基になっているのは、母校である大学でみた恩師の姿であった。また、恩師から学んだ患者への姿勢を臨床で維持するのは難しいことも、体調を崩した前後に感じていた。

「属している大学自体が、大学の、その教室の先生っていうのがやっぱり非常にその、治療も大事だけれども、そういう面（患者の精神面）をできる限り配慮していく、っていう強い信念がある先生が多いんですね。そこは大学のカラーかなって思いますね。家族に対する配慮、それからお金に対する配慮、もちろんプライバシーに対する配慮もそうです。不安に対する対応、言葉使いが、かなり優しい、すごい気を使ってる、上の先輩たちも。先生もそういうところにすごい配慮をしてくださる先生が多いですね。そういう先生を見てると、あ、やっぱりやらなくちゃいけないなって。病気だけって言うんじゃ、もうそりゃ自分が置き換わった場合を考えたら、そんなことできない、と。そこはもう無意識に学んだというか。ものすごい細かい配慮をされてた先生で、（前の職場では）部長はそれするんですけどね、下の者はそんなんできないんですね、余裕がないし。なんていうか、そういう権利がない、っていうか。患者さんとドクターの関係やから、そこまで込み入ったことはできない関係やから、私もそこが心残りっていうのがあって。で医長（になってから）では私もそれをやって、っていうのがありました。」（U医師）

患者を全体的に捉えることを学んだ

Bさんは治療のために、定期的にピルの服用を開始する必要があった。その際にW医師からピルが保険外であることを聞いた。Bさんが飲み続ける必要のある薬の費用についてW医師に尋ねたところ、丁寧な対応が返ってきた。

「（この薬）は保険外診療ですよ、って言われて、私がそれをすごく高いのかと思って、毎月毎月買わなきゃいけないものだし、いくらなんですか、って率直に聞いたら、そのときはたまたまW医師さんだったんですけど、いくらなんですか、ってきいたら、近所中の薬局に電話して聞いてくれたらしく、

ここが一番安いです、月二千円です、みたいな話をすぐにくれて、あ、嬉しいって思いました。」（Bさん）

W医師はこれまでＨＩＶ陽性の患者を専門に診てきた。日進月歩で変わるＨＩＶ治療薬を患者に紹介し、患者のライフスタイルに合わせて服薬の相談の調整を行うことも仕事の一部であった。

「HIVの薬ってすごくたくさんあって、その中から三～四種類を組み合わせなければいけない、しかもどんどん推奨は毎年変わるし、あの、っていう状況で、薬の選択っていうのはその人のライフスタイルに関わってくるので、その人の平日・休日のライフスタイルをお伺いして、で、薬のプロファイルをご説明して、で、どの薬にする？　でもあなたはこの薬は難しいんじゃない？　シフトが多いから食後、っていうのは難しいんじゃない？　っていう話を、看護師さんにしてもらっている。（中略）HIVはやっぱり慢性疾患であって、癌もあれば、動脈硬化もある。癌がやりたくなくってHIVやったのに、実はHIVって癌が多い。結局そういう道になってしまったんだけれども……。」（W医師）

医師は専門科での治療経験において、看護師は患者の看護を通じて話を聞き患者の環境を見て考える時間のなかで、疾患の治療／ケアの臨床経験を通じて患者の生活全体への配慮の必要性を学んでいた。

「ナイチンゲールが言っている、環境全体でその人を見るっていうのは、なんかやっぱし自然と思っていたので、小児科とかは好きでしたね。全体を見ないと、この子の発疹のケアだけ、とか、できないから。社会関係とか、どういうものが好みであって、（中略）なぜその特定のことに惹かれるのかっていうことは、その人のもってるエネルギー状態がすごく局所的に反映されたものだと思うんで、そういうことの集まりで人間っていうのがあって。表現はもう様々だけど、趣味や職業や仕事や関係性や色々なところに出てくると、元々はなんかその人らしさ……その人にとって健康であるっていうのはどういう状態かっていうと、何らかの自分が好ましいと思う条件を作りだして、この状況にあるから私はOKと思っておるけど、本来はそんな必要もなくって、特定の状況を作り出さなくても私はOKという風に思えることがあり得る、健康度が高いって思うので、そこに持っていくための、なんていうか、その人の、なんて言うか、手掛かりは部分の集まりかも知れないけど、それを全部繋げているものは何なのかなって（考える）。」（V看護師）

（3）〈尊重されることで人は癒されると気づく〉

患者の話を勝手に解釈して聞かないでプロセスにつきあった

また看護師や医師は、出会ってきた患者やクライエントに、「人間の身体と人への尊重」を持って接してきた。その経験を通して、人は尊重されれば自分自身の力を発揮することができると知ったと語った。

「(患者の心みたいなものの）蓋っていうのは常に開いているし、人がそんなん開けたり閉めたりできるもんじゃないっていう気がする。だからお話を聞くことが目的ではなくて、そうしながらいろんな工夫をしながら……プロセスにつきあう。（中略）以前はやっぱり解釈したりだとか、こんな風な苦しみがあって、こんな風になってきてて、だからこんな力があるね、っていう勝手な解釈、そんな必要がない（とわかった）。（中略）この人（看護師）のおかげで良くなったって思わせたら失敗だと思うから。居てるけど居ないんですわ、みたいな感じ。でも必要と思う時は、思いだして、って。そういう意味で、エネルギーとして、あなたを信じているっていう感じです。」（V看護師）

尊重されれば人は自分の力を発揮すると知った

尊重しようと思うのは、「本人も気づいてない素晴らしい力を持った人が前に居る、すごいねって」いう素直な思いに基づいていた。V看護師は、看護師としてのキャリアの途中で地域での児童虐待を起こした母親への支援活動を始めた。深刻な虐待を繰り返していた母親が、自助グループや支援者のなかで指示されることなくただ話を聞いてもらえる環境の中で、徐々に変化していくことに気付き、そうした活動の経験を通じて病院内で患者の話を聞くときの思いも、変わっていった。

「(人は) ちゃんと回路を持っていて、そのことを安心な環境の中で、語っていいって確認してもらえて、ってことを経験すると、元々人ってやっぱり健康に向かってどんどん自分自身の力が発揮できるようになるもので。(経験の中で) どんな厳しい状況の人でも、自分の中に力を持っているって分かった。」(V看護師)

医療者の人を尊重する態度は同僚の医療者をリラックスさせて間接的に患者に伝わると感じた

そして医療者は、患者との直接の関係からだけでなく、医療者同士の人間関係や、医療機関の環境から、自分自身が受容や共感、ピアサポートを得られた時の心地よさからも学んでいた。

非常勤医師のZ医師は、専門である婦人科の診療をするのに十分な機材や診察日数がない中でも、気持ち良く診療ができ、患者にも支持されるようになった理由を、同僚の医療者全員が、同僚であるZ医師にも患者に対するのと同じように基本的な信頼感を持って接しようとしていることが、心地よかったと感じていた。人を尊重する同僚の態度を心地よく感じリラックスしている自分を通じて、間接的に患者を尊重することの価値が患者に伝わると考えていた。

「なんで患者さんの満足度とかが場所とかによってこんなに違う、変わっちゃうのかなって。おんなじ人（私）なのに。やってて気持ち良い。診察していて、いいなっていうのが、（スタッフみんなが）プライバシー守りますっていう辺りが口だけでなくちゃんとしてると思う。あとは、努力が見える。それが嬉しいっていうのと、基本、受容の姿勢っていうか、基本、優しい。スタッフも基本優しい人たち、（だから私にとって）職場にストレスがない、職場環境が非常に良い。そういうのは患者さんにも伝わる。そういう意味では診療が別にすごいきつきつでやられても、なんていうか、アメリカの心療内科クリニックみたいな、ああいうフリーな感じ。待合室の空気とか、なんか、ストレスを感じないような、非常に配慮しているのが伝わってくる。……設備的なことで言えば、婦人科の診療室には何にもないから、内診台もないし、私は月に一回しか診療してないから、それでも（診察にくることを）苦痛に感じないのは、やっぱりそういった誠意とか努力とか、スタッフが患者さんに対する基本的な信頼感があるからなんですよね。だからいらっしゃる患者さんの方でも、あの、ここ、言外に

言わないでもわかる、みたいなのも……そういうのも（私も）感じる。」（Z医師）

4．レズビアン・バイセクシュアル女性である患者と医療者の相互作用の構成要素

前述したように、レズビアン・バイセクシュアル女性である患者と医療者の相互作用の過程では、まず直接的な相互作用に先立って、患者側の【レズビアン・バイセクシュアル女性の健康に関する経験】と、【医療者の患者への態度を形成してきた経験】に特徴があった。こうした経験をもった患者と医療者が治療関係に至り、レズビアン・バイセクシュアル女性である患者と医療者が出会って以降の語りから、両者の間で行われた相互作用には3つの構成要素があることがわかった。

相互作用の3つの構成要素とは、【同性パートナーの尊重】、【カミング・アウトを超えるコミュニケーション】、【同じ目線】であった。

【同性パートナーの尊重】という相互作用は、まず患者から〈自分の次にこの人を尊重してほしいと言う意思表示をする〉行為と、これを受ける、あるいはこれを促す医療者からの〈患者が尊重してほしい人を尊重する〉行為から成り立っていた。

【カミング・アウトを超えるコミュニケーション】という相互作用は、医療者が〈カミング・アウトを超えるコミュニケーションスキルを持つ〉と、患者が〈カミング・アウトをする必要がない〉状態になることから、成り立っていた。

【同じ目線】という相互作用は、医療者が患者に対して〈特別視も無視もしない〉ことと、患者が医療者から患者と〈同じ目線を感じ取る〉ことから成り立っていた。

これらの【同性パートナーの尊重】、【カミング・アウトを超えるコミュニケーション】、【同じ目線】という構成要素を含む相互作用と、こうした相互作用を促進した過去の【レズビアン・バイセクシュアル女性の健康に関する経験】と【医療者の患者への態度を形成してきた経験】との5つが、両者の相互作用を構成していた。

相互作用の3つの構成要素を、**表2**に表した。

(1) 同性パートナーの尊重

レズビアン・バイセクシュアル女性とその医療者の相互作用を構成する要素には、【同性パートナーの尊重】があった。【同性パートナーの尊重】とは、同性パートナーのいる患者が〈自分の次にこの人を尊重してほしいという意思表示をする〉こと、そして医療者が、〈患者が尊重してほしい人を尊重する〉ことを実践していたことから成っていた。

表2　レズビアン・バイセクシュアル女性である患者と医療者の相互作用の構成要素

相　互　作　用	
患　者	医　療　者
【同性パートナーの尊重】	
〈自分の次にこの人を尊重してほしいという意思表示をする〉 (1) パートナーに診察や手術に立ち会ってもらう (2) パートナーに同意書に署名してもらう	〈患者が尊重してほしい人を尊重する〉 (1) 患者1人にインフォームド・コンセントを行うか判断する (2) 患者に確認してから付き添っている人（パートナー）に診察室に入ってもらう (3) 患者と患者が指名した人にインフォームド・コンセントを行う (4) 患者と患者が指名した人の質問に答える
【カミング・アウトを超えるコミュニケーション】	
〈カミング・アウトをする必要がない〉 (1) 嘘をつく必要がない (2) 会話がすーっと進む (3) レズビアンであることを説明しない	〈カミング・アウトを超えるコミュニケーションスキルを持つ〉 (1) 患者が言うとおりを聞きとる (2) 相手が使う言葉を使う
【同じ目線】	
〈同じ目線を感じ取る〉 (1) 医療者が普通の人に見えるようになった (2) 医療者から患者と同じ目線を感じた	〈特別視も無視もしない〉 (1) セクシュアリティに関して詮索も無視もしない (2) 医療者としてあたりまえの治療／ケアを行う

出典：筆者作成.

患者が〈私の次にこの人を尊重してほしいという意思表示をする〉とは

①パートナーに診察や手術に立ち会ってもらう

受診した当時に同性パートナーがいた人は全て、手術や入院・通院に際して、患者本人だけでなくパートナーも立ち会ってもらっていた。

外来では、医者嫌いでなかなか受診しなかった人や、医療機関で嫌な経験をしたことのあった人は、初診からパートナーに付き添ってもらっている場合もあった。手術や服薬の説明など重要事項の説明を受けることになって、パートナーと2人で聞くようにした人もあった。

「最初に行った時に一緒に行っていいですかって聞いてもらって、良いですよ、って感じだったので、それで（パートナーと一緒に診察室の）中に入るようにしました。」（Cさん）

入院を要した場合では、治療関係のかなり早い時期に患者は医師や看護師に何らかの形で同性パートナーを紹介していた。その際は「同居している友人」「一緒に暮らしている人」と説明したり、あるいは特に何も説明しない場合もあった。

「一緒に暮らしている人です、って言ったのかな。レズビアンて言葉は使わなかった、多分。一緒に暮らしているパートナーなんですけど、っていうことで。（中略）最初に筋腫かも知れないって言われた。内診とエコーで筋腫だと思うと言われて。それから、後日ＭＲＩをとらせてください、撮らなきゃいけない、と言われたんですね。どこでそういう説明があったのかなあ。でも内診エコーのあとに、じゃあ説明しますっていう時に、もう（パートナーに）入ってもらってたと思う。一番最初から。」（Ｄさん）

「同居している友人が手術にあたっては身の回りのこととか用意してくれるから、（説明に立ち会うのは）その友人でいいか、っていうのを聞いたと思う（中略）いきなり手術っていわれて急な展開にはびっくりしたんだけども、パートナーが一番、手術とか入院するっていうときにはサポートしてくれるだろうなっていうのは大前提だった。」（Ａさん）

②パートナーに同意書に署名してもらう

入院・手術となった場合には、必ずパートナーが付き添っていた。手術の同意書や入院の保証書などには、パートナーに署名してもらっていた。署名したパートナーの方は、続柄を書く場合には自分を「同居人」と書いた。

「同意書も、保証書も、パートナーが書いてくれた。（中略）同意書のところに、その、同居人ってかいたかな。それしか言葉がなかった。同意書なんて、この人がオッケーしたら他の親族を納められる人って、それは子どもじゃなくってパートナーでしかないから。」（Dさん）

パートナーがいる人にとって、健康問題はパートナーと共有する問題であり、入院や介護が必要な時に自分の世話してくれることを期待し実際にしてくれるのは、パートナーであった。

「手術することになって、もちろんパートナーにも手術することになったって、言った。両親にも連絡はして、すごく親は心配したんだけど、母親は脚が悪くて、そう簡単に来るってことができなくて、いや、来てもろても何もすることないし。パートナーが、全部家から持って来てくれるし。入院中、パートナーがほとんど毎日来てくれてた。仕事終わったら寄ってくれて、って感じで。」（Aさん）

カップルにとって、手術で患者が麻酔下にある等、患者の意識がない間に、患者のそばに付き添い、医療者から手術直後の説明を聞き、時には他の家族を支えるのも、同性パートナーの役割であった。

「何かあったらこの人（パートナー）に判断してもらうって最初の（時に）ドクター（に）、入院の時

に（言っていた）。」（Dさん）

「（Dさんの手術直後の医師からの説明の時は）お母さんとかは動転してたけど、もの（摘出した臓器）をどういう状態でどうなっているかっていうのを、（Dさんの）代理で見るわけだから、きっちり確認しといてやりたいっていう気持ちが強いから（感情は）遮断してた。（Dさんが）真っ青な顔で、様子が普通と違って（手術室から）出て来るわけやから、そういう時は自分の感情にかまっていられない（立場だった）。」（Eさん）

医療者が〈患者が尊重してほしい人を尊重する〉とは

① 患者1人にインフォームド・コンセントを行うか判断する

医療者は、患者が診察等に立ち会ってもらっていた人が、パートナーであるかどうか、どのような関係であるかどうかは、はっきりと理解してはいなかった。しかし患者1人にインフォームド・コンセントを行うべきかどうかの判断はしていた。

「レズビアンの患者さん、誰がそうかなんてわかってはないんだから、普段の病院では、夫婦とかヘテロ（異性愛）のカップルとかならわかりやすいですよね。そうじゃない場合に、むしろスタッフのほうが不審がるかもしれない。なんで普通の知人なんかそういう者を入れてるのか、友達関係を入れてるのか。それこそ個人情報とかそういうことになると、そんなのを入れて良いのか、みたいなことを……。その場合には気にしなくちゃいけない。」（X医師）

「（患者一人の方が良いか一人では不安かは）顔つきとか、様子、見るとやっぱりわかりますね。それと病気の深刻度で。そういう人とたくさんたくさん（会って）、で、雰囲気でわかりますね。（事例の患者さんは）本人しっかりしてましたんで、（手術を）やらざるを得ないものでしたので、そういう、ある程度判断して……。」（U医師）

②患者に確認してから付き添っている人（パートナー）に診察室にはいってもらう

その判断のもとに、医療者は必ず患者に確認をしたうえで、患者が付き添ってもらいたいという人（パートナー）に、診察室に入ってもらうようにしていた。

「一緒に連れてきた人に、どうしますか、って。本人にきいて、入ってきて欲しいって言うんだったらどうぞ、って言う。」（X医師）

こうした医療者の確認は、患者も印象的な対応として良く覚えていた。

「お医者さんが私の順番になると待合室まで出てきてくれて、その時に二人一緒だというのを見ると、一緒に来ますかって言われて。私が一人で行ったときは、今日は一人なの？　って。あ、彼女は仕事が忙しくって、みたいな。そういう感じですね。彼女の方にここで待っていますか、そこまで行かれますかっていうふうに確認されます。」（Bさん）

患者に確認をしてから、パートナーを診察室に入れた医療者の行為を、患者側は「その都度、確認取ってたよね。プライバシーにかかわることだから。」（Dさんのパートナー）と捉えていた。

「まずDさん、（次に）〇〇（パートナー）さん、っていう確認を、ずっと（してくれた）。」（Dさん）

③患者と患者が指名した人にインフォームド・コンセントを行う

次に、医療者は患者と患者が指名した人、2人に対してインフォームド・コンセントを行った。患者と同性パートナーへのインフォームド・コンセントは、例えば次のように行われた。

Aさんはパートナーのことを「同居の友人」と説明し、2度目のインフォームド・コンセントに立ち会ってもらった。そこには主治医と患者とパートナーしかおらず、看護師は立ち会っていなかった。

「診察室入って、間仕切りとかあって、部屋をふたつに分けてあって、それぞれひとりのお医者さんがいて、それ以外はいない、看護師さんも。手前の方が検査室で、奥が診察室で、それが二つに分かれていて、お医者さんが二人いてはって、っていう感じなんだけど。そこ（私の診察室）にはお医者さんと私とパートナー……。手術の前に、詳しく手術の説明をもういっぺんして、それはお医者さんの方から、一緒に聞いてもらう、みたいなことを提案された。」（Aさん）

この患者の主治医も、2人へのインフォームド・コンセントの場面についてよく覚えていた。

「（診察室は）プライバシーに関しては大分色々配慮をっていうふうにはなっているんですけれども。（インフォームド・コンセントの内容は）病気がどういうもんか、っていうことと、やっぱりそのことをきちんと言わないと、軽く考えてもやっぱり経過がもしかして悪くなると本当に厳しいし、だから、もう、ありのままというか、そうですね、まぁただ、病状としては割とまだ進行して早い方だったので、診たところではとてももう無理やという感じはなかったんですね、それで手術をすることを勧めたんですね。（同居している友人が立ち会うことについては）あんまり意識は……それについて

は皆さん同じように、させてもらってるので違和感なかった。」（U医師）

この事例では、手術直後の説明は、仕事の帰りに駆け付けたパートナーが「友達」として説明を受けていた。

「（麻酔から）目が醒めた時に（パートナーが）いたのかいなかったのか。本当にすぐに来てくれた、目が醒めてご飯の時には居てくれたっていうそういう感覚はあって、（医師は彼女に）術後の説明も多分してくれてたと思います。ドクターも、彼女に対する対応も私が信頼してる人、っていうか、このことはこの人に言うといたら間違いないんやなっていう対応とったはった。」（Aさん）

病状が深刻でない場合も、通院期間が長期にわたり、パートナーが一緒に来ることが度重なると、医療者は患者以外に同伴者にも状況を聞いたり説明をするようになっていった。

「それはもちろん彼女が一緒にいた時なんですけれども、私がこう……こうなんです、って話をして、わかりました、っていう話をして、その次に彼女に対して何か気づいたことはないですか、ってこう、私からも話を聞き、彼女からも話を聞き、みたいな。（中略）私に対して薬なり症状なりを説明する

のと同じように彼女にも、パートナーっていうかある意味家族っていうか、そういう感じで説明がある。」(Bさん)

一緒に受診を続けたパートナーも、こうした医療者の態度に安心感を得たと評価していた。

「同じように扱ってくれる。もちろん当人への説明も大切なんですけど、私にもちゃんと説明してくれる、『〇〇(パートナー)さんからみてどうですか? Cさんの調子は?』みたいな、そういう質問もある。」(Cさん)

④ 患者と患者が指名した人の質問に答える

このような医療者に対しては、患者もパートナーも不安や質問を表出しやすかった。医療者の方も、丁寧に患者と患者が指名した人両方からの質問に答えた。

また医療者は、外来でも診察時間をできるだけとり、スタッフは少人数で、スタッフ間が協力的になるよう努力し、患者にとってゆったりと静かな環境をつくるようにしていた。

「環境が静かであること、うるさくないこと、ばたばたしないとか(中略)特別な環境であって、た

とえ五分であっても、最初にお話を、今ここっていうところでお話しすることができる。」（V看護師）

こうした医療者の陰での取り組みを、患者は気づいていなかったが、落ち着いた環境を患者に提供したいという医療者の言動は、患者に記憶されていた。

「（診察の時、私とパートナーに対して）ちょうど改装中だったから、工事しててうるさくてすみませんって。ばたばたしててすみません、って。」（Bさん）

このような環境の中、医療者は患者やパートナーからの質問に対して、2人に対して答えるようにしていた。

「（患者ではない）私が質問したことにも、ちゃんと答えてくれた。丁寧に、場面を出して。本当に私の、素人の素朴な質問に丁寧に……。（中略）だって（子宮卵巣摘出）手術のあと、経過を見守る役が私（パートナー）にはあるわけで、その時にはどういう対応が必要で、どんなリスクがあるのかっていうことを。自分も更年期だったから、どんな点が問題になるのかって興味もあるから、こんな質問をする機会もないから、っていう内容もあったかな一部。例えば、子宮と卵巣とをいっぺんにとったらどんなふうになるのかとか、どういう症状がおこってくるのかとか。子宮だけとったときの再発率とか。二人で何回か質問したけど、本当に親切に答えてくれはったね。（中略）質問したことに、丁寧に、患者じゃないのに質問するな、って感じじゃなくて、丁寧に説明してくれた。そのお医者さんは検査の時でもそこの箇所はですね、とか、ここところをとって、後どういう症状が出る、とか。不安になるといくらでも疑問が湧いてくるじゃないですか、そうすると、質問したら、快く答えてくれた。」（Dさんのパートナー）

患者はパートナーと2人で説明を聞けるだけでなく、2人ともが質問をし、医療者がそれらに答えてくれる、その双方向の関係に、価値を見出していた。

「話を聞くだけ、じゃなくてなにがしか、例えば質問をするとか。双方向、っていうか、その関わり方の方が、私が好きなのかもしれないですね。一方的じゃなくて、例えばキャッチボールじゃないですけど、そういう方が、自分が好きというか、良いんだと思います。」（Bさん）

（2）カミング・アウトを超えるコミュニケーション

レズビアン・バイセクシュアル女性とその医療者の相互作用を構成する要素には、【カミング・アウトを超えるコミュニケーション】があった。患者と医療者の間では、医療者が〈カミング・アウトを超えるコミュニケーションスキルを持つ〉ことで、レズビアン・バイセクシュアル女性である患者は〈カミング・アウトをする必要がない〉状況となっていた。

医療者が〈カミング・アウトを超えるコミュニケーションスキルを持つ〉とは

①患者が言うとおりを聞きとる

治療期間に、医療者は必ずしも患者が指名して立ち会った人のことを、パートナーであると理解していたわけではなかった。医療者がおこなった行為はレズビアン・バイセクシュアル女性の患者にとって、自分が言う通りに聴き、対応してくれると感じられるものであった。

「こっちが同居の友人です……（と説明したら）、先生は、ああそうですか、ああそうですか、って感じで、いぶかる様子も全然なく、本当に言葉どおりに受けとめている。私がこうしたいです、っていうのをそのまま受けとめてくれている。」（Aさん）

Aさんの例では、医療者は「友達」が「パートナー」であるとは、全く考えていなかった。Aさんの家族背景は、未婚で両親ときょうだいが遠方に居り、同性パートナーと7年来一緒に暮らしているという状況であった。患者がもつ関係性、特に女性同士「同居の友達」が入院中の世話をするという関係性を、患者のもつプライベートな関係としてそのまま受け取ったように対応していた。この点について、Aさんの主治医U医師は、女性の患者のどんな関係性に対しても、不自然に思うことはないと語った。

「やっぱり私も女子中、高校で、そんな経験があるんやと思いますね。女子の中で育ったっていう環境、女きょうだいやし、女性の中で育ってるっていうことで、やっぱりどういう風に思うかとか、女性的な感覚っていうのは、かなり経験がある。（中略）質問内容とか、（患者が）ナーバスになってるなっていう感じはわかりますよね。（中略）その辺は理解できますから、できるだけ応えるようにしてるんです。（中略）パートナーって言われたら……まぁそんなに混み入ったこと言う必要は全くないので、一緒に住んでるとか世話してるって、全然問題ない。やっぱり経験ですかね。」（U医師）

患者は、自分が話す通りを医療者が聴きとり信じて対応してくれたことが嬉しかった。〈カミング・アウトを超えるコミュニケーションスキルを持つ〉とは、まずただ患者のいうとおり聴くということであり、患者のいうとおり聴くということは、いぶからない、詮索しない、何故と問わないで、「うんうん」と自然に聴くという行為であった。Aさんの主治医であったU医師のように、診断能力や治療技術、患者の希望を聴いて対応できる権限がなければできないことであった。患者の全体像、すなわち経済面や家族への配慮、プライバシーにも配慮し、患者に不足する資源を医療者側の資源で補う準備が必要な行為でもあった。U医師は医長としてこうした準備を普段から行い、Aさんに対してコミュニケーションスキルを発揮した。

「お医者さん自身がやっぱり、言うてる私が言うてるそのままを信じてる、いぶからないというか、なんていうか、この人にいろいろサポートされたいと私が思っているとか、この人に色々情報を言ってほしいと私が思っているとか、っていうこととかを、そのままそのとおりにやってくれていて、それで、たとえば、いやいや友達じゃなくって親族でなければ、っていうことも一切言われなかったし、例えば、レズなんちゃうか、っていうことももちろん全然言われなかったし。言うたまんまを言うたとおりにそのまんま扱ってくれてたので、で、なんかその関係性そのものも、例えば親が遠方に居て来ないっていうこと自体も、人によってはなんでけえへんのんや、とか、関係が悪いんか、とかって思う人もいるかもしれないけど、まったくそういうことはなく、よくあることだよね、っていうか、ごく自然に。そういう（血縁者が遠方にいる）場合はいくらでも電話で説明しますからねって、言われた。うんうん、うんうん、ああそうですか、って。それはすごい。言うたまま通ってるっていうか。言ったまんましてくれてる。」（Aさん）

② 相手が使う言葉を使う

患者と話す際に、医療者は相手が使う言葉を使った。わかる範囲で当事者がよく使う言葉――「ビアン」「ノンケ」など――を使ったり、シンボルカラーである紫色、レインボーカラーを室内の装飾につかったり、バッジをつけたり、また施設の中に同性愛者の性行為における性感染症予防情報を書いた冊子を置いていた。逆に、セックスを「夫婦生活」と言ったり、パートナーを「彼」と言うような、誰にでも当てはらないような言葉は使わないようにしていた。

「セックスのタイミングとるの、夫婦生活って言うような。だから医療用語みたいな感じで使われている。それはやっぱり誰にでも当てはまる言葉じゃない。それは考えてみれば変な話なんで、私はその言葉は嫌いだから使わない。」（Z医師）

『〇〇（隠語）』とかあった？　とか聞く……と（患者が答えたら）、ああそう、みたいな感じで。多分それ（そういった言葉を使って話すこと）が、ノンケ（異性愛者）の先生だと無理だと思うんですよね。知らない人にとってはね。そういうこと（言葉の選択）で、ひとつひとつバリアを取り除いて、（同性愛の）患者さんに近づきたいな、っていうことをしてきたと思います。」（W医師）

患者にとって〈カミング・アウトをする必要がない〉状態とは

①嘘をつく必要がない

医療者が患者の話を、患者が言うとおりに聴いたことで、レズビアン・バイセクシュアル女性である患者は「根掘り葉掘り聞かれて状況をちょっとずつ小出しにしていかないといけない」状況に陥らなくても済んだ。

「（パートナーのことを）きょうだいとか、従姉妹です、くらいは言えるって言うか、親族の中にいますっていうのを言えば、きっと悪い扱いは受けないだろう……（でも）そのこと自体が言えないって言うか、嘘をついてる感覚になる。だから同居の友達っていうのは、実態とそう大きく離れてないから、私の場合はたまたま、なんの問題もなくいけて……。（中略）実はこうなんです、とか、実はこういうことをしたいんですって、わざわざ追加しなくても（良かった）。」（Aさん）

患者はこれまで、医療者に対して「場に応じて本当のことを言えないことがあったり、相手が勘違いしているなって感じてそれを訂正しなくてはいけない」（Bさん）ことであえてカミング・アウトをした経験があった。しかし今回の医療者には、治療期間の早い時期から、パートナーのことを何らかの形で医療者に紹介し、自分の望むままに受診や入院期間が経過していったために、「実は……」と後で告白するような説明を追加する必要をまったく感じなかった。このことを患者は「全然、自己主張する必要がない」（Dさん）と表現しており、患者にとってこうした経験は初めてだった。

「友達としてではなくって、パートナーの女性として一緒に、っていうのが伝わる……そういう経験はもちろん生まれてはじめてだったですし、もしそれがなければ、こっちから説明しよう、と思っていたところだったので、すごくそれがまず嬉しかった。（中略）すごく、楽。あの、回りくどい説明をしなくてよかったり、いらない嘘をつかなくて良かったりとか、そういうことのない楽さです。」（Bさん）

②すっと話が進む

本研究に参加した患者側研究参加者は、医療機関で過去にカミング・アウトをした経験があったが、それらの経験は患者にとって残念な関係に終わることも多かったのは前述のとおりであった。それに比べて、本研究で語った医療者との関わりは、何の差障りもなくすっと話が進んでいった。

「全然抵抗がなくってすすーって話が通っていった感じ。」（Aさん）

「本当にすーっと……。」（Bさん）

「（STI検査の時に相手は女性で……って言っても）全然、すっと、ああ、みたいな感じで、止まることもなく、すごい他の質問と同じ感じでするする進んでいったんで。その時に、ああ、すごい（と思った）。」（Eさん）

「コミュニケーションって相手の思いのまんまってとこがあるやんか、でもそれがうまくいかないことの方が圧倒的に多い。それが、上手くいった時はどんなか、別にレズビアンであるか言ったかどうかっていうのとは別に、そういう状態の中でもちろん怪我もすれば病気もするわけで、そのときに相手の思いのままなんだけど、その思いのままがこうであれば、まぁ今回（のように）気持ちよくいく。」（Eさん）

カミング・アウトをした患者もいたがその場合も「すっと流してくれはったんで、あ、じゃ言っておこうみたいな、くらいな気持ちで」軽く話ができた。同性間の性に関する話題が「ああ、みたいな感じで、止まることもなく、すごい他の質問と同じ感じでするする進んで」いく医療者のコミュニケーションスキルが、患者には嬉しかった。

医療者は、このようにコミュニケーションが医療者と患者の共同作業として進んでいくことは、医療者側の準備性があれば可能であると考えていた。

「必要なときそういうこと（同性間の性の話）を話して、ちゃんと聞いてもらえる環境があればいい。聞くほうの準備性があればいい。ヘテロ（異性愛）の医者であれなんであれ、きっと世の中にはそういう（同性愛の）人もいるし、そういう生活形態とかがあるんだっていうことをちゃんとわかってて、もし話題に出たときにちゃんと聞いてもらえるような、うん、そういう準備性があればいいと思うし、例えばヘテロ（異性愛）でもそういうことを実際には知らなくても、この人には準備があってちゃんといろいろ聞く、聞いたりする人であれば、まぁそうやっていろいろ話していくことでどんどん作業は進んでいくわけですよね。」（X医師）

③レズビアンであることを説明しない

Cさんは不正出血を半年間放置していた後で、やっとパートナーの勧めでZ医師を受診した。初回にはパートナーが付き添った。初診でポリープが見つかり、その日のうちにポリープ切除術を受けた。

最初の問診では、患者に不正出血が続いていたことから、Z医師は最後の性交渉の時期をCさんに尋ねた。

「一緒に行った時、最後の性交渉はいつですか、くらいだよね、さらりと聞いた（＝聞かれた）のは。二人の間の（とは言わないけれど）、最後はいつですかって、ある意味決めてる、向こうで。ここ（二人）だろうって、この二人の間（の性交渉）であろうって、決めてる質問だよね。で、私もB（パートナー）にいつだったっけ、と聞いたよね。二人で聞けるから、この質問は（この二人の間で）正しいだろう、っていう質問だよね。ここでしていい、っていう内容だよね。」（Cさん）

この場面でCさんはZ医師に、レズビアンであるとは言わなかった。しかし「ポロっと言っても大丈夫。」（Cさん）と感じながら、2人の間の性交渉について答えていた。レズビアンであることを一切説明しなくても、自分の状態が伝わり関係性が認められていることが、質問と状況から伝わってきた。

「そういう経験はもちろん生まれてはじめてだったですし、もしそれがなければこっちから説明しようと思っていたところだったので、すごく、それがまず嬉しかった。（中略）特に説明する必要もな

くっていうのは、それは、前にも言ったかもしれないけどすごく楽というか、そういうのがまず一番最初に大きい。」（Bさん）

（3）同じ目線

レズビアン・バイセクシュアル女性とその医療者の相互作用を構成する要素の3つ目は、【同じ目線】であった。この相互作用では、医療者が患者を〈特別視も無視もしない〉ことと、患者が医療者から〈同じ目線を感じ取る〉ことから成り立っていた。

医療者が〈特別視も無視もしない〉とは

①セクシュアリティに関して詮索も無視もしない

本研究に参加した医療者は、自身がゲイであったりレズビアンであることや、女性としての経験から、患者の想いを想像し、患者が不安や不快になると思えることを、自らはしないように努めていたことはすでに述べた。そうした配慮に並んで、医療者が心がけていたのは、悪意のない好奇心が人を傷つけることがあると知って、自分とは違う色々な患者に出会っても、無邪気に騒いだりしないことであった。

「(同性パートナーのいる人が）珍しいんでびっくりしちゃう（医療者は）悪意はまったくないっていうか。だから、何のために患者さんが傷つくのかっていうのが、まったくわかんないんじゃないか。そういう自分らの悪意のない好奇心とか一言が、人を傷つけることがあるんだっていうことを知っている（から、自分はそうしない)。」（Z医師）

患者が同伴してきた人が同性パートナーであるとわかってもそうでなくても、患者に対する態度を変えていなかった。

「あからさまにビアン（レズビアン）のカップルです、って現れてもそれで何かを変えるわけでは全然ない（中略）普通に対応する。（略）私の場合は、セクシュアルマイノリティとかって本当に特別なものとは思ってないので、もっとかなりいろんな背景の人とか、いっぱい見るので。普段の診療で、この人がセクシュアルマイノリティかもしれないなんていう頭があるわけではない。あるわけではないんですけれども、例えば彼氏と言わない、っていうような、パートナーはって言うとか。いろんな人がいるんだっていうのは、前提になっている。」（Z医師）

こうした医療者の態度から患者の方は、医療者は患者がセクシュアリティも含めた全体的な存在であるということを認め、自分も含めたレズビアンの存在を受け止めているという感覚を覚えていた。それは過去に経験したセクシュアリティに過度に注目して病気の原因にしたり、逆に全くホモセクシュアリティに触れないように話題を変えたりする態度とは違っていた。

「特別扱いされないっていうのは、無視されているわけでもない。セクシュアリティのことで無視されてるわけでもないけど、例えばそれを何かの病気の原因にしたりとか人間関係の難しさの原因をセクシュアリティに集約させたりとかしない。人間一般の普遍的な課題があって、そこにセクシュアリティが覆いかぶさってみたいな、その辺の解釈、それをちゃんと持っている。セクシュアリティだって人間の一部でしょ、芯っていうか、人間の本質みたいなものを、ちゃんと受け止めてもらっているっていう感じ。(中略……その看護師は)はっきりと表現してはるよね、(レインボーカラーの)バッジにしてもそうやし、セクシュアリティのこととか勉強してはるのも知ってるし、自分でもそうやって仕事してはる立場なんやっていうことを、何回も何回もメッセージをいつも出してはる……。バッジの話じゃないよ。ほんまか、って、それ(視線)はほんまかって。別にオレンジのリボンでも何でも良いけど(レインボーのバッジを適当に)付けてるんと違うか、って思うけど、でも……一個一個確認してる中で大丈夫だなって。○さんの場合は、彼女の講演の中身も知ってるし、全然自分たち(レズビアンの話とは)違う話をしてても、基本的に(セクシュアリティを)受け止める力があるなって

感じたら、やっぱり違う。」（Aさん）

②医療者としてあたりまえの治療／ケアを行う

医療者は単に動揺しないことや無視しないことだけでなく、当然、患者が良くなるように、必要な治療をし、ケアを行った。本研究に参加した看護職者も医師も、臨床に居ながら研修を受けたり、患者の症状をよく聞いて診断をつけたり、適切な治療につなげるために必要であれば他院に紹介することまでを行っていた。同時に患者の内面を感じ取ったり、精神面や経済面にも配慮したりした。全ての行為の背景には患者の「治癒」に向けた医療者としての意図があった。

「まず治療していかないと、タイミングを間違うと慢性化していってしまうので。自分が良くなりたい、治療していきたいっていう意思がないと（中略）誰かがとか何かが自分を救ってくれるものだと思って頼ってくる、っていう、頼っている状態が、助けてもらっている状態が、心地よい人ってそこから出たくないんで治らないんですよ。その姿勢ではなくって、自分は良くなりたいんだ、変わりたいんだっていう動機が強い時には、治療時っていうか、変わり時だと思います。……ちゃんと病気が治っていかないと、って思うので。」（V看護師）

また医療者は、患者の家族や経済面、プライバシーを守る等様々な面にも配慮していた。

「家族に対する配慮、それからお金に対する配慮、もちろんプライバシーに対する配慮。」（U医師）

U医師が自ら治療費や保険の説明などもしていたことは、患者にも強い印象を残していた。

「保険の心配もしてくれて。ちょうどその頃、入院保険みたいな保険に入ってなくて、それで入院費がとてもかかるから、でもそれは請求したら戻ってくるからね、っていう話をして（くれて）。それでリスクとしては反対の目もなったりすることもあるから、レーザーの手術とかでもそれはちゃんと保険が効くからちゃんと保険に入りなさいって、そんな説明までしてくれて、えらい親切なお医者さんやなって思った。（中略）思い出してみると、保険のことを言ってくれてたりとか、なんか、その先生なりの気遣いみたいなのがあった。」（Aさん）

患者だけでなくパートナーも、医療者に当然のことを確実にやってもらえたことは、しみじみと嬉しくそして医療者を評価することにもつながっていた。

「手術で立ちっぱなしやのに、説明の時に立って説明してくれはってん。私らはちゃんと座らせてくれて、たってちゃんと説明してくれはって。それこそがケアでね。そりゃ、もう優しい言葉とかそんなことより、きっちり仕事してくれはる。丁寧に説明が聞けて、質問に答えてくれはって。私らへのいたわりも感じるような。そりゃ、先生こそお座りくださいって言いたくなるような大変な状態やんか。もう、血がとんで。待ってる時間が長いだけに、その時間ずっとやってくれてはった、って大変さがわかるわけじゃない。仕事人として、一人の女性として、評価したね。私も仕事してきてるから、このように対応できる人はなかなか……。」（Eさん）

レズビアン・バイセクシュアル女性である患者とそのパートナーにとっては、こうしたあたり前の対応を医療者から受けた経験は貴重なものとなった。

「気持ちよく手術までの経過で、何ら困難を感じず、普通に手術の契約をし、終わったっていう経験っていうのは初めての経験やから。うん、気持ちよく。大変やったけど、それなりに。でも、こういう経験をみんなできたら良いなって思うね。」（Eさん）

患者が医療者から〈同じ目線を感じ取る〉とは

①医療者が普通の人に見えるようになった

医療者は患者の前で、「普通」に「自然」に患者と接していると、患者には見えた。そしてそんな姿勢が好ましく、医療者が近しくなっても安全な人のように感じられた。

「(医師は) 可笑しい時には笑うし、真剣な時は真剣やし、普通どおりしたはる感じ。これといって作ってない感じ。素直に反応してたよね、笑ってても。(中略) 今日当直なんで宜しくお願いしますって、守衛さんにも声をかけてた。あ、この人良い感じやなあぁって、思った。そういう問題かな、すごく。」(Dさん)

「ロキソニンっていう薬、私、胃も痛かったから、それで、痛み止めを出しますって。これは習慣性はないんで、私も使ってます、って (中略) そういう言い方が凄く、可愛いなっていうか、近い感じ、っていうか、好感がもてたな。Dさんはビールをのみ煙草を吸うけど、私は煙草は吸いません、とか、そういう一言、すごく近い感じ。」(Dさん)

そして医療者の方では、「医者がふんぞりかえって患者さんがはいはい、っていうそういう構図は、私はとにかく絶対いや」（W医師）と考えていた。患者であったBさんは、この医師の思いを診察時の医師の様子から、理解していた。

「診察自体とはまったく関係ないことなんですけど、何かの説明を受けていて、その時に、こっちで彼女と私がこちょこちょっと話をしていたら、（W医師が）聞いてる？　聞いてる？っ。（中略）そういう、全然診察とは関係のないところでのちょこちょこっとしたエピソードが（良い印象の中に）多い（中略）話しやすいな、っていうのはすごく感じました。」（Bさん）

そして、そんな医療者の前では、患者は居心地の良さを感じた。

「スキルより何より、人に対する姿勢が全然違う。いざ自分がクライエントとして接している時に、テクニック的なことはほとんど感じさせないっていうか、基本的に信頼してもらってるっていうことが強くて。これ言われて良かったとか、こういう扱いが良かったっていうのは全部自然なんやと思う。居心地が何か良い……。」（Aさん）

② 医療者から患者と同じ目線を感じた

患者は過去には、レズビアン・バイセクシュアルであることが伝わると、レズビアンであるために特別扱いをされたり、逆にセクシュアリティに関する話題一切を避けられ無視をされたりということを、これまで直接経験したり聞いたりしてきた。しかしこうした経験は「（レズビアンの人は）色んなことを見たり感じたり考えたりしているんで、お目が高い人たち」とV看護師が語ったような、他人の目線への独特の感受性を養ってもきた。同性愛者であるかどうかを印象で判断することや、同性愛者への偏見を持っていない人かどうか、自分にとって安全な相手であるかどうかを見極める能力について、患者は次のように説明していた。

「何が心地良いことかって、伝えにくいことだと思って。わかる、っていうことがゲイダー（スラングでレーダーを文字って、同性愛者に理解がある人かどうかわかる感受性「ゲイダー」があること）のなせる技、みたいなところがある。ゲイダーね。この人はOK、この人はダメ、みたいな。」（Cさん）

本研究を通じて、患者へのインタビューでは医療者との相互作用が促進された間、そこに何があったかを、継続して尋ねた。インタビューの初めには、レズビアン・バイセクシャル女性である患者は、過去の経験と比較して、過去に経験したような嫌なことが「なかった」という表現で今回の相互作用について語り、何があったから良かったのかが言葉にならないことが多かった。

「（何があったのかは）言葉ですごく表現しにくいでしょ。言葉で表現してしまうと、ものすごい陳腐やねん。」（Aさん）

Bさんと Cさんは、2人一緒に答えたインタビューの中で、医療者との相互作用の中にあったものは何なのか、何度も沈黙しながら考えて、「同じ目線」であると答えた。

「（上から下を見るような）目線的なもの（がここにはない。）（中略）（あるのは）同じ目線。」（Bさん）

III パラダイム・ケース
――あるレズビアンの患者とそのパートナー、医療者たちの語り

本研究の研究参加者のうち、最も長期間、相互作用の過程を経験していたのはレズビアンである患者Bさんであった。Bさんの事例にみられたレズビアン・バイセクシュアル女性である患者と医療者の相互作用の構成要素の様相を以下に述べる。

1．医療機関での患者とパートナー

（1）患者にとっての〈自分の次にこの人を尊重してほしいという意思表示をする〉過程

Bさんは30代で、都市部に親と同居していたが、パートナー（Cさん）と交際後2年たって同居を

始めた。仕事はフリーランスでアクセサリーなどの制作をしていた。パートナーと交際し始めた頃、レズビアンの友人から、ゲイであるW医師がクリニックを開設することを聞いた。Bさんは、月経困難症の治療先を探していたこともあり、パートナーの友人であった看護師が働いていたことも動機となり、このクリニックの婦人科を受診することにした。

Bさんにとっては、Cさんとの交際が同性との初めての交際であり、相手への恋愛感情に気づいてから付き合いが始まるまでは、自分がレズビアンなのかどうかという自問の時期を経験していた。交際を始めてからは毎日のように連絡をとり、離れていても互いに相手のこと、特に体調に気を配っていた。パートナーが体調を崩した時は受診を勧めたり、医療機関を紹介したり、医療機関に送ったりした。Bさんにとっては、体調などの個人的な深い話ができた相手は母親以外には初めてだった。

「家族以外にピタってあったのは確かに初めてだった。（母には）自分自身の身体のこととか、病院にかかっていることとかも、普通に話しています。（パートナーに対しても）同居してから、（母親に話していたみたいに）癖のようにパートナーに（身体のことや病院でのことを）話すっていうことはあります。」

「私が鼻歌歌ってて、突然辞めたら、この人が後半歌ってくれて、私のやめたところから歌って、この人リズム感が素晴らしいって、すごく感動して……。」

そして徐々に相手を「一生のパートナー」と思うようになった。一生のパートナーだと思うと、Bさん自身が向き合っている症状や疾患、治療について、パートナーにも知っておいて欲しいと思うようになった。これは健康を害した場合だけでなく、パートナーと交際を始める前からの親友に紹介するなど、2人が一緒に生きていくうえで共にしておいた方が良いと思われるようなこと全てに対して、共有していこうとの気持ちがあった。

「友達とはそこまで深い話をする機会がなかなか少ないですし、えっと、たぶんこの人とはこの先ずっと何十年単位というか、共に過ごしていくっていうこともあるし、本当にそういう意味では本当に一番、一緒に知っていてほしいし、話を聞きたいと思うのはパートナーですね。」

このような同性パートナーとの関係性を築いていく日々の中で、健康を害すれば当然のこととして受診の機会ができた。Bさんの場合、月経困難症の内服薬処方のために婦人科を受診することにした。クリニックでの初診は、採血して検査を行い、2回目の受診で、検査結果を聞いてから薬を処方してもらうことになった。しかしクリニックの婦人科は非常勤の医師による月に1回の診察日しかなかったため、院長であるW医師が診療する内科を受診して、検査結果を聞くことになった。その際、Bさんはパートナーに診察に立ち会ってもらった。そこでは同性パートナーが立ち会うことを特に深く尋ねられることも制止されることもなく、診察室に2人で入ることができ、自然な流れでCさんにも自分の健康状態や治療についての情報を共有してもらうことができた。パートナーに診察に立ち会ってもらうことはBさんにとって、情報が共有できることは一人で治療に向かうのではないという心強さにつながった。

「自分一人で治すっていうんじゃなくて、こう一緒にわかってもらって、一緒に回復に向けて一緒にこう、ステップを踏んでいけるっていうのは。完全に二人一緒にっていうわけではないんでしょうけど、一人きりでそれをするのと、二人で一緒にするのとでは、気持ちの面で全然違いますね。心強さが全然違いますね。私にはすごく嬉しいことです。」

そして同性パートナーとの関係性が尊重されることは、レズビアン・バイセクシュアル女性であること自体が尊重されるような期待や希望も感じられた。

「こっちも彼女と二人連れで行っているし、(医療者と)お互い何も言わなくても、お互いそうね、っていうか。(パートナーと一緒に居る時の対応で医療者の考えてることが)わかるじゃないですか。それが安心感っていうか、楽っていうか。それがすごくあるかなって思います。」

この時の経験でクリニックの印象が良かったことから、Bさんはクリニックをかかりつけ医院のようにして受診するようになった。Bさんは他のカウンセリングにも通っていたが、そこをやめており、クリニックの精神科のX医師のもとに継続的にカウンセリング治療に通うようになった。精神科でもパートナーに診察に立ち会ってもらった。

Bさんは、それまでにかかっていたカウンセラーや精神科での経験から、精神科では付き合っている相手の話をすることがある、ということがわかっていた。そこで相手が女性であることを言うと、急に医療者の態度が微妙に変化することを過去に経験していたが、X医師はそのようなことは一切なく、そのことが受診を継続させる動機の一つになっていた。

「精神科だったりすると付き合ってる人はいるのか、ってなると、前にかかっていた病院では、私が居ますって答えたときに、相手が頭から男の人だって思った状態で話をすすめていくのが私としてはわかる。なので私としてはいつ言おうか、それは違うんだ、っていう、出発点から違うんだよなっていうのがあって。(前の病院では) それは違うんだ実は女性なんだ、って途中から言ったことはあるんですけど。(X医師の診察では) そういうのが一切ないっていうのが (嬉しかった)、もうそれに本当に尽きる。」

またBさんにとっては、通院している自分の状態をパートナーがどう思っているのかに配慮しながら、一緒に受診することで、パートナーがBさんの症状を理解することの助けにもなると考えていた。

「(最初は)どっちかっていうと、彼女が私が精神科に通ったりとか薬を飲んだりとかするのを、本質的なところでは喜んでないっていうのもわかってるというか、感じるというか、そういうのもあって、緊張するというか、そういう気持ち……。(一緒に受診することは)例えば彼女のほうからも疑問に思ったこととか、例えば(これはたとえですけど)いつまで薬をのみ続けなくちゃいけないですか、って(もし彼女が)思ったりしたら、それを(医師に)聞ける……。」

(2) 医療者にとっての〈患者が尊重してほしい人を尊重する〉過程

クリニックでBさんの主治医となったX医師は、W医師の開業前に共に同性愛者の健康支援の勉強会等を行っており、クリニックが開業した当初から診療チームに加わっていた。家族療法を専門としていたことから、Bさんが同性パートナーと一緒に受診したことに対して、初めから全く違和感がなかった。むしろ治療過程でパートナーが協力できるよう、2人での受診を歓迎していた。またパートナーを伴って受診した時と、患者1人で受診した時との患者の様子の違いが、患者理解に役立つと考えていたため、患者に確認してから付き添っている人（パートナー）に診察室に入ってもらうようにした。

「私の対応として、（患者に）付いてくる人が居たら、だいたい一緒に入ってもらうようにしてるんですよ。何でかって言うと、バックグラウンドみたいのがあって、私も家族療法みたいなのをずっとやってきたから、一人で診るより家族ぐるみで診る、っていうスタンスがある。一人だけ入っていくより、話の齟齬も後にない。（患者は）一人で来たり、ばらばらで来る時もあるから、二人で来るときは二人で診るし、一人のときは一人で診るし……。一般論だけど、結構違うんです、一人で来たときと二人できたときと、（患者の）話が。話もそうだけど、（患者）本人の様子も。（中略）私にとっては割りと当たり前のこと……パートナーだったり一緒に暮らしている人だったら、どうぞお入りください、って言うのは。」

患者の家族・パートナーなどの背景に触れる必要がある時、関係が分からない場合に診察室に招き入れることの判断は難しいという認識を、X医師はもっていた。そのため、医療者が患者に確認してから付き添っている人（パートナー）に診察室に入ってもらうには、まず患者の方から〈自分の次にこの人を尊重してほしいという意思表示をする〉ことが重要だと考えていた。

「パートナーとわかっていたら、（診察室に）入れる人（医療者）も多いかも知れない。でもそうじゃない、ちょっと関係がわかんない人にどう対応するか、一般的には友達だっていう人でも本人がうんと言えば入れる場合もあるけれど。そういう人がいるときに個人的なこと、プライベートにかかわることを、そういう人がいるところでどこまで言うかっていうのは、いるところといないところでは話が変わってくるかも知れない。……ということは、つまりこっち（医療者の対応）だけでなくて、カップルの方がどこまで自己開示するか、その医者との関係にコミットしてくるかっていうことなんですよね。先にそっち（患者）の方から覚悟を決めて入り込んでくれなくちゃ、いけないかも知れない。」

患者が家族として〈自分の次にこの人を尊重してほしいという意思表示をする〉場合には、どの医療機関でも患者の意思が尊重されなければならないと考えていた。

「僕は当たり前のことだと思うし、（どの医療機関でも）して欲しいと思う……。（間）つまり、一緒に連れてきた人に、どうしますか、って、本人にきいて、入ってきて欲しいって言うんだったらどうぞ、って言うことくらい、そんなに難しいことじゃないと思うけどな。」

Bさんは明確にこの人がパートナーだと明言はしていなかったが、X医師は、Bさんが伴ってきたパートナーのことを、明確にパートナーだと認識していた。患者が受付を済ませて待合室に居る時、X医師自身が診察室に患者を呼び込むようにしていた。Bさんは最初の受診時にパートナーを伴っていたことから、X医師は「一緒に入りますか」とBさんとパートナーと各々に尋ねていた。X医師自身がゲイであったことから、目指す家族療法に対して、患者にとって家族とは誰であるかは単に戸籍上の家族でないという知識があった。加えて、患者が自分の家族として誰を優先して欲しいかについて、患者自身に同意を得るという姿勢を、診察の場であるクリニック全体に明確にあったことが、〈患者が尊重してほしい人を尊重する〉ことを実現させていると考えていた。

「基本的に世の中にはいろんな人が居てね、ゲイもいればレズビアンも居て、そういうゲイ同士やレズビアン同士のカップルもいるっていうことが、そういう居住の形態もある、っていうことをね、知ってる。（中略）一般の病院っていうのは、例えば何かあったときに誰に連絡するかっていうと、いわゆる戸籍の上での家族になる。家族の方を優先して、例えば同性パートナーと住んでても、あまり出てくるすきはない、っていう扱いをされちゃう。そうじゃなくて、そういう場合はどっちを優先させなくちゃいけないか、っていうのは同意をちゃんと得ておくっていうの（姿勢が）病院の中にもちゃんとあることが、大事なんだと思う。……そういうような知識だとかコンセンサスだとか、そうい

うものが大事なんじゃないか。」

2．言葉によるカミング・アウトはしていない

（1）〈カミング・アウトを超えるコミュニケーションスキルを持つ〉医療者

X医師とBさんの問診の始まりの問いは、クリニックへの受診動機やどこでクリニックを知ったか、であった。知った経緯がゲイやレズビアンの友人であったり、LGBTを支援する団体や自助グループで知ったのであれば、患者自身もゲイやレズビアンであったり、ゲイやレズビアンを肯定的に捉えている人であることが推測できる。

「基本的にクリニックに来る人たちはだいたいゲイだったりレズビアンだったり、セクシュアルマイノリティです。（このクリニックを）どこで探しましたか、とか、どこで聞いて来られましたか、というう、そういうとこから始まったら、だいたいわかってくる。どこで聞いてこられましたか、って言うと友達から聞いて、とかって。」

X医師自身も周囲にカミング・アウトをしており、患者に自分がゲイであるとあえて伝えることもあったが、院長であるW医師もクリニックのどの医療者も、診察時にBさんに対してはカミング・アウトをしていなかった。また、患者の性的指向やカップルであるかどうかを、明確に尋ねることもなかった。

クリニックの患者には、同性愛者と異性愛者が混ざっていることから、日常から同性愛者に対する配慮について、自分なりに推測して患者にとって心地よいコミュニケーションを推測して行っていた。例えば、ゲイ雑誌で知った言葉を使ったり、ゲイに関する知識を応用してレズビアン・バイセクシュアル女性にとって心地よい対応を推測しようとしていた。

「レズビアンの女性を目の前にしたときに私は特別な配慮しているかっていうと、ゲイ同士の関係と今までのレズビアン女性との交流から推察して、こういう対応の方がまぁ心地良いであろうなという推測の元に、お話をしているっていう感じです。」

それゆえに、ゲイの医療者だけではなくどの医療者もレズビアン・バイセクシュアル女性である患者など、自分とは異なる経験をしてきたであろう患者に対してのコミュニケーションをとるときには、患者が言うとおりを聞きとることが重要であり、性的指向によらず実践できるはずだと感じていた。

「僕が思うのは、すべての場合においてセクシュアリティのことを明らかにし取り上げなければならないことはない。風邪の治療の場合、風邪を治してくれればいいわけでね。それですんでいる間は、それでいいと思うのですよ。だけど場合によっては、特に精神科の場合なんかでは、そういうこと（セクシュアリティ）も含めて言わなければいけない場合はありますよね。精神科の場合でもそういう話をしなくて良い場合だってあるんですよ、眠れないって言えば睡眠薬出して眠れればそれでいいんだから。鬱の場合だって、抗鬱剤飲めば治る場合だってありますから。それでもいいんだけど、でも、そうじゃなくてもうちょっとちゃんと扱って、それ（セクシュアリティ）を治療で取り上げて欲しい、って言うときに、ですよね。いつもカミング・アウトしてなくちゃいけないっていうわけじゃない。……状況でわかる、言わずもがなみたいなことがあるわけだけど、それはそれでちょっと危ないんですよね。なんかもうわかったつもりになっちゃうようなところ、自分もそう（ゲイ）だから、自分の立場を（レズビアン・バイセクシュアル女性に）オーバーラップさせて、なんか勝手にわかったつもりになっちゃうような気になることも、あるんじゃないかって思ったりしてね。言わずもがなでお互いわかったような気になっているけど、本当はなんか違うことを感じているんじゃないかなって思うときもある。（中略）必要なとき、そういうことを話して、ちゃんと聞いてもらえる環境があればいい。聞くほうの準備性があればいい。ヘテロ（異性愛）の医者であれ何であれ、きっと世の中にはそういう人（レズビアン・バイセクシュアル女性）もいるし、そういう生活形態とかがあるんだっていうことを、ちゃんとわかっていて、もし話題に出たときにちゃんと聞いてもらえるような、そういう準備性があればいいと思う。例えばヘテロ（異性愛）でそういうことを実際には知らなくても、この人には準備があってちゃんといろいろ聞く、聞いたりする人であれば、まぁそうやっていろいろ話していくことでどんどん作業は進んでいくわけですよね。そういう作業自体がきっと治療にかかわると思う。」

（2）〈カミング・アウトを超えるコミュニケーションスキルを持つ〉医療者に対して患者は〈カミング・アウトする必要がない〉

医師X、WがBさんにゲイであると明言していなかったのと同じく、Bさんはパートナーの友人でクリニックに勤めていたY看護師以外の医療者に対しては、明確なカミング・アウトはしていなかった。知り合いであるY看護師を通じて、自分のことが伝えられているという確信もなかった。しかし、知り合いでレズビアンの看護師から安心できるクリニックだと聞いていたことが、初診時から安心感につながっており、クリニックで出会う医療者が、異性愛者だという決めつけや推測をしないと思えたことが、心地よく受診できた最も強い理由だと感じていた。実際に受診してみると、思っていた通りに、心地よかった。

「すごく感じがよかったんですね。やっぱりクリニックの、なんだろう、中の雰囲気も良かったし、スタッフの人たちの対応もやっぱり良くって、それから今も通っているっていう感じです。」

心地よさのうち、医療者とのやりとりがスムーズで、付き合っている相手のことを男性に例えて架空の話をするといった嘘をつく必要がない、医療者の方から「相手は男性？　女性？」と聞かれたり、「彼女」と答えてもすっと会話が進む、ことなどに新鮮な喜びを感じた。

「今までないような感じの。病院ばっかりしか、もちろん行ってなかったわけで、それがスタンダードになって病院観みたいなものができてたんです。けど、それが、そうじゃなかったんだな、って。ちょっとの配慮だったり、ちょっとの気づきみたいなもので、こんなに楽になれるんだ！　みたいな。たとえば彼女が当たり前、彼女としてみてもらえるのが当たり前、っていう……細かいことなのかもしれませんけど……。（中略）居心地が良いって、二人だから居心地が良いっていうわけじゃなくって、どちらかというと、私にとって居心地が良いっていう感じ、たぶんパートナーも同じ（だと思う）……。もちろん二人にとって居心地が良いっていうのが大事ですけど、その前に、まず自分にとってここはＯＫ、っていうのがあるんじゃないかなと思っていて……。私がレズビアンだっていう事実は変わらないことなので、そういう意味で変なわずらわしさがないっていうことは、大事……。」

Bさんが、どの医療機関に行っても、パートナーと一緒に受診している時でも1人の時でも、レズビアンであることに変わりはなかった。そしてBさんはこれまで他の医療機関を受診した際には、あえて必要な場合にしかも相手を見極めて、レズビアンであることやパートナーのことを言う、という構えで受診してきた。

「(クリニックのようなところ) じゃないところだったら、場面上必要じゃなければ言わないと思う。特にそういう必要がなければ言わないまま通すと思います。私が違う病院にもし行ったとして、わりと頻繁にパートナーに来てもらいたいと思ったとして、それで毎回来てもらえたとして、……たぶんそういう状況になったら、言うかもしれないと思います。パートナーなので一緒に診察を受けたいし、同じように説明もしてほしいです、って、たぶん言うと思います。けど、それもたぶん人を見て言うかなって思います。なんかこう、言っても大丈夫そう、って言ったらおかしいけど、こっちがいやな思いをしなさそうな人 (と見極めてから言う) かな。」

しかし今回は、長い治療経過の中で医療者にパートナーやセクシュアリティのことを知っておいてもらいたい場合であったが、あえてレズビアンであることを説明しないまま、受診が続けられていた。

「無駄な隠し事というか、無駄ないろいろな説明、煩わしい説明なしに、多分最初から、(やっていることや話から)私のことを、多分レズビアンなりバイセクシュアルの女性なりとしてみてくれるんだろうなぁっていう安心感ですかね。(中略)すごく、楽。回りくどい説明をしなくてよかったり、いらない嘘をつかなくて良かったりとか、そういうことのない楽さです。場に応じて本当のことを言えないことがあったり、相手(医療者)が勘違いして(Bさんのことを異性愛者として扱って)いるなって感じて、それを訂正しなくてはいけないその煩わしさとか……。(中略)知っているか知らないかって、ただそれだけじゃないかっていう気がします。レズビアンていう存在を知っている……そういうところで、何か説明しなくてもわかる。」

初診時にパートナーと一緒に受診したBさんは前述したように【同性パートナーの尊重】がまず心地よく、医療者や医療機関に安心感をもつきっかけになった。パートナーが尊重されなければ、自分からカミング・アウトをして、パートナーや自分の意思が尊重されるように働きかけるつもりであった。しかし今回は医療者の患者の意思を尊重する姿勢が徹底されており、自分はただ受診するだけでよく、心地よい〈カミング・アウトする必要がない〉状態に在ることができた。それはカミング・アウトをしたくてもできない葛藤状態とは違う、患者にとって安楽な心理状態であった。

「特に説明する必要もなくっていうのは、それは、前にも言ったかもしれないけどすごく楽というか……まず一番最初に大きいです。やっぱり今まで（医療者が）頭から男の人（とつきあうもの）だって思った状態で話をすすめていくのが私としてはわかるので、私としては、いつ言うか、それは違うんだ、出発点から違うんだよ……っていうのがあって。違うって途中から言ったことは（過去に）あるんですけど、そういうのが一切ないっていうのが、もうそれに本当に尽きる……。」

3．ここにあったのは、ただ同じ目線

（1）患者に対する医療者の目線

Bさんは過去の受診経験で、医療者からの「上からの目線」を感じてきたが、今回の経験ではそうした視線を全く感じることがなかった。その相互作用の相手であったW医師やY医師は患者に対して「ピアな立場で共感」し、レズビアン・バイセクシュアル女性である患者が自分とは異なる経験をしている存在であり、同時に、自分と共有できる問題を抱えている同じ人間として、自分の存在と関連させながら捉えていた。

「(レズビアンの患者に対しては) 私たち (ゲイ) の隣人である、と (感じる)。でもやっぱり、違う世界に生きてらっしゃる。でも、我々ゲイと問題を共有しているところもある。実際にはゲイの中にも本当にいろんな人がいて、いろんな宇宙があるんです。私の知っている小さな宇宙と、レズビアンの世界と、重なることもあるけど、お互いに違う宇宙を生きているんじゃないかな (と思う)。」

ゲイとしてではなく、女性患者を前にした男性の医療者としても、患者に不快な思いをさせていないか、配慮できているかを考えながら、患者に向き合っていた。

「考え過ぎちゃうところが、女性に対してあるのかもしれません……女性と仕事するのは楽しいし、女性の友人もいるしね。ビアン (レズビアン) の患者さんがいらっしゃるのは、何か緊張する……うん、私が何か不快なね、何か配慮が足りなくてやらかしたらどうしよう……とかね。こんな仕事やっててもこの程度の認識なんです……うん。」

レズビアン・バイセクシュアル女性である患者にとって、患者や医療者自身がどのようなジェンダーであっても対応できる準備があるような医療者によってケアや治療が受けられる方が、心地良いのではないかと考えていた。そして自分も患者への想像力や配慮が足りないことがあるだろうと自覚していた。

「わたしはね、ビアン（レズビアン）女性には、女性（の医療者）がいいんじゃないかなって思います。まったくセクシュアリティに理解のない女医さんよりは、ゲイの私の方が親和性はあるかなって思いますけど。やっぱり女性の方がいいんじゃないかなっていう気はします。ケースバイケースかな。いろいろ感じ方があるでしょうね。（中略）ジェンダーに関しては本当に難しいんですけど。女医さんっていってもそういうキャパシティがないことが多いんで……どのようなジェンダーであっても対応すべきなんでしょうね、医療者というのは。気持ちよく診療に来てもらえるように。（中略）男性の医師はもう少し想像力を働かせる必要があると思いますけど。私自身もまだまだ想像力足りないことがあると思いますので……。」

また患者とのやりとりに対しては、仕事以上の価値を見出していた。同じ仕事観を持つスタッフとのコミュニケーションや、自院の患者の幸福が自分にとっての幸福でもあるという価値観を持っていた。このためW医師や彼のスタッフにとって、〈医療者としてあたりまえの治療／ケアを行う〉ことは、自らの仕事上・人生上の価値観に基づいた自然な行為となっていた。

「仕事でやっているんだけれども、その仕事にどういう付加価値を見出して、人生の意味を見出して、っていうことってどんな業界でもどんな仕事でも必要なことだと思う。スタッフはみんな、ただの仕事以上のものを見出している。（クリニックでの仕事は）それを見出しやすい種類の仕事であって、ミッションであって。かつ患者層……自分はたまたま医療従事者であって、そういう環境を作ってしまったなぁと（思う）。（中略）自分の能力を最大限に出し切るための舞台ができている。それがもし、患者さんにいいインパクトがあれば、それ以上に嬉しいことはないですね。私がやりたいことをやって患者さんがハッピーであれば、こんなラッキーなことはないですね。」

自分だけではなく、他のスタッフも含めて環境全体がレズビアン・バイセクシュアル女性である患者を〈特別視も無視もしない〉ことが重要であると考え、そうした環境を実現するためにいろいろな工夫を実践していた。環境全体のどのような視線が患者を支えるかについて、医師や看護師だけでなく受付や薬局での患者対応にまでも気を配り、患者にとって環境全体がより良くなっていくように、また、よい状態が維持できるように、努力していく姿勢を持っていた。

「受付から始まって、医者、それから、看護師、最後の会計、それからまぁもしかしたら薬局、どれもどっかでネガティブなメッセージだとかがあったら、全部だいなしになっちゃうんですよね。それが全てが良くなければならないっていうのはすごくチャレンジングなんですけども、どのステージにあっても、目の前の患者さんがセクシュアルマイノリティかもしれないと、あの、必ずしもノンケ（異性愛者だけ）ではないという前提のもとに、気配りができればいいんじゃないかなと思います。それは言うはやすし、なんですけどね。」

（2）医療者に対する患者の目線

医療者から当たり前のケアを受けたBさんにとって、その医療者との相互作用は〈医療者から患者と同じ目線を感じる〉過程となった。この同じ目線とは、Bさんが高校生のころから取り組んでいた児童館のボランティア活動の仲間から得た目線と、同じものに感じられた。Bさんは、年齢も性別も異なるボランティア仲間とのつきあいを十数年続けていた。仲間が結婚すると、そのパートナーを仲間にも紹介していたことがあり、同性パートナーと関係が始まったとき、彼女を仲間に会わせることにした。Bさんが仲間に誰かを紹介したのは、同性パートナーが初めてだった。

「もう十五、六年になるんですが、つきあっている友人のグループがあって。それは、児童館っていうところがあって、当時職員だった人とか、私は高校生のボランティアだったんですけど、教育実習の学生さんとか、アルバイトの人とか、そういう人とすごく気が合って。その職員の人たちっていうのは、私の父親くらいの年代なんですけど、その人を中心に、友人の輪みたいなのができてて……。今でも定期的に会ってるんですすね。みんな、もちろん年月がたっているので結婚する人はして子どもが生まれる人は産まれて……。そしたら結婚する相手を連れてきて、子どもを連れてきて……、輪が広がって行って……。そこに、私は○○（パートナー）を伴って行ってるんですね。そこのメンバーはみんな私の恋人が○○で、私がレズビアンでっていうのは知ってて……。そこですね、レズビアン、セクシュアルマイノリティ以外の場で、すごく私が心地良いとか、同じ目線を感じるのが。」

過去に同じ性的指向であるレズビアンではない、異性愛者で年齢や性別も様々な友達とのあいだで【同じ目線】を経験していたBさんは、それらと他の人から受ける視線を比べることができた。過去の医療機関での経験、主に心理カウンセラーと関わった経験では「上から」の目線を感じてきた。そうした上からの目線が、クリニックでは環境全体のどこからも感じられなかったことが、受診を継続できた理由だった。

「(クリニック）にはない。あの、なんて言ったらいいのか、……レズビアンであるあなたのことを、偏見のない目でみなすよ、理解していきますよ、みたいなやや上から目線っていうんですか。私、心の広い人間ですから、全然偏見なく受け入れますよ、みたいな。(上から、を手で示す)やや上から目線的なものを、それは私の思い込みというか、感じすぎだったかもしれないんですけど。うん。それがクリニックにはない。(クリニック)ではその、同じ目線っていうのを、すごい感じます。」

そしてクリニックでの医療者との相互作用の期間は3年にわたり、結果的にBさんにとって最も長い通院期間であった。またその間に、暮らしの面でも、親の家を出てパートナーと同居を始めるなどの変化があった。そして食生活や生活リズムを変化させつつあった。

「私朝がすごく苦手なので、どちらかというと夜型で、それをできるだけ朝型にもっていこうってしてて、そのためにも朝はちゃんと起きてね、って。で、ここ最近ちょっとずつ(変えている)。」

同性パートナーとの同居している現在では、初診当時のように、パートナーとクリニックで待ち合わせてその後に食事に行って別々の家に帰るようなことはなくなり、パートナーが診察に同席することも減ってきた。そしてBさんはパートナーから、精神科にはいつまで通わないといけないのか、薬はいつまで飲み続けなければならないのか、いつになったら良くなるのか、と尋ねられていた。しかしそれをパートナーが受診に同席して直接医師に尋ねることはなく、何週間かをかけて、自身がX医師に問い、パートナーではなくこの3年来の主治医であるX医師と共に考え、答えを見いだしていた。

「精神科の方もまだ二週間に一回通っているんですけど、少しずつ薬が変わっていったり、とか、ちょっとずつ変化はありつつ通っていて……。この前（の前の……受診）に行った時に……彼女の方がいつになったら良くなるんだろうっていうのをずっと気にしていて……それで、そのことを（医師に）聞いたんです。『彼女が気にしてるんです』って聞いたかな。いつもはだいたい二人で行ってるんですけど、その時は一人で行って。『彼女がいつになったら治るのかを気にしている』、『精神科にあまり良いイメージを持ってなくてできれば薬もやめてほしいって思ってる気がする』って、（医師に）言った。そしたら、ついこないだの先週の診察の時に、『一年後、自分はどうなってると思いますか』って（医師から）反対に聞かれて……。自分の思い描くビジョン、みたいな、たぶん先生的には受け身じゃなくて、自分でどういう風になりたいとか、そういう風に思い描くと、案外そのとおりになるよ、みたいな話をされて、その視点ってそういえば私って欠けてたなって思って。『いつになったら治るかって言う質問だったら、僕は慎重だからなかなか治ったって言わないよ』って言われて。一年後って言うのでいろいろ話をして、『じゃあそれに近づくように努力っていうか、していくのが、結果的に治るっていうか、良くなっていくことにつながるって思うよ』って言われて……。それは私にとって、最近一番大きく考え方が変わったこと……。」

Bさんの変化を身近に見てきたパートナーも、この間の医療者との相互作用の過程を良い経験として振り返った。そしてその「良かった」ことは何か勇ましい感覚ではなく、「安心」に出会ったと感じていた。

「良かったって言うことが、何か喜び勇むっていうんじゃなくて、あ、なんていうのかな、すっと、安心するような、良かった、なので、無理やり絞り出すような良かった、じゃあないんです。」

そしてBさん自身は、生活の変化と自らの健康に対する態度の変化を経験しながら、将来の生活や健康について前向きな見通しを持つように、なっていった。

「本当に、私は、目指せ健康……です。一年後、ですね。」

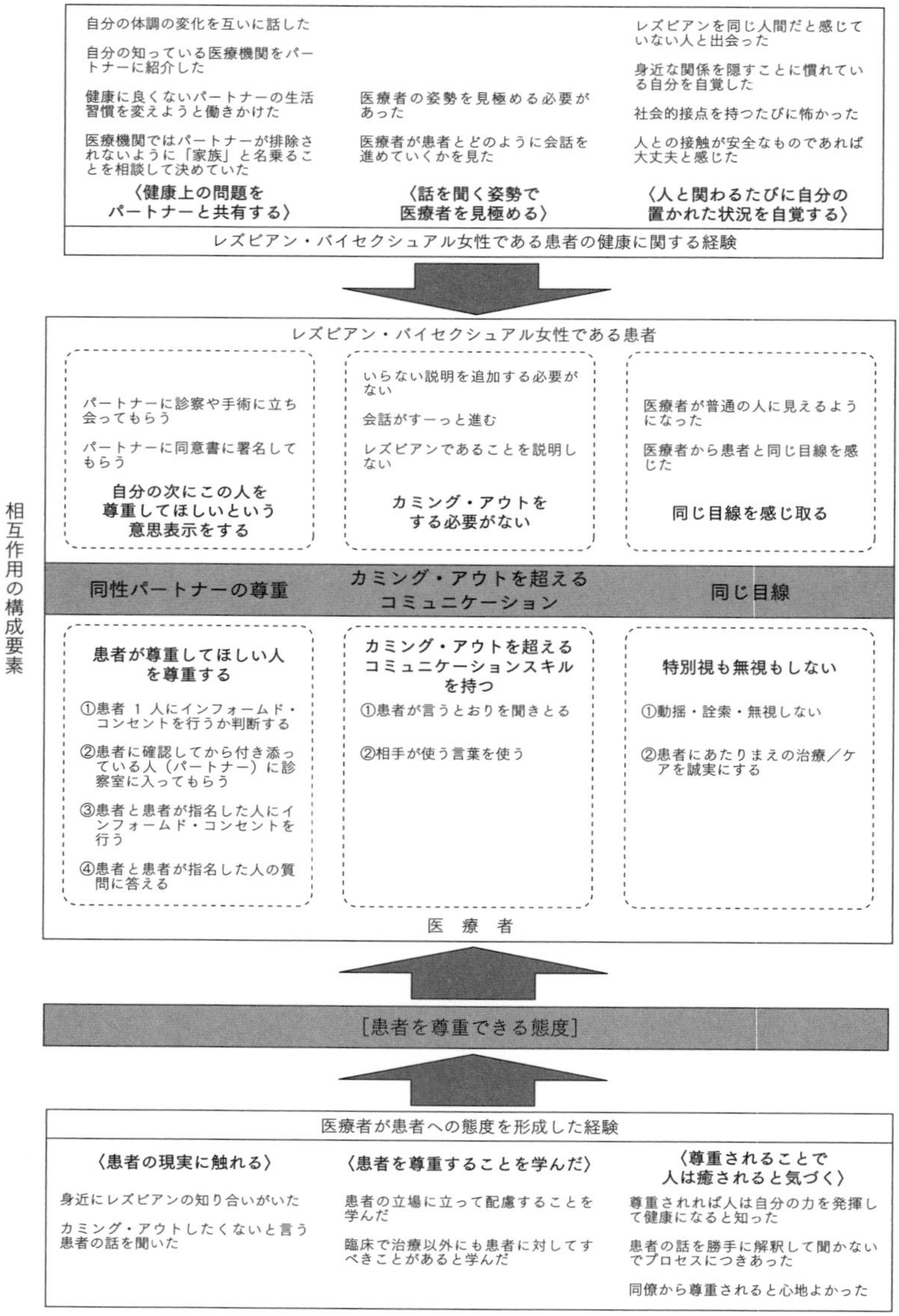

自分の体調の変化を互いに話した
自分の知っている医療機関をパートナーに紹介した
健康に良くないパートナーの生活習慣を変えようと働きかけた
医療機関ではパートナーが排除されないように「家族」と名乗ることを相談して決めていた
〈健康上の問題をパートナーと共有する〉
医療者の姿勢を見極める必要があった
医療者が患者とどのように会話を進めていくかを見た
〈話を聞く姿勢で医療者を見極める〉
レズビアンを同じ人間だと感じていない人と出会った
身近な関係を隠すことに慣れている自分を自覚した
社会的接点を持つたびに怖かった
人との接触が安全なものであれば大丈夫と感じた
〈人と関わるたびに自分の置かれた状況を自覚する〉
レズビアン・バイセクシュアル女性である患者の健康に関する経験
レズビアン・バイセクシュアル女性である患者
パートナーに診察や手術に立ち会ってもらう
パートナーに同意書に署名してもらう
自分の次にこの人を尊重してほしいという意思表示をする
いらない説明を追加する必要がない
会話がすーっと進む
レズビアンであることを説明しない
カミング・アウトをする必要がない
医療者が普通の人に見えるようになった
医療者から患者と同じ目線を感じた
同じ目線を感じ取る
相互作用の構成要素
同性パートナーの尊重
カミング・アウトを超えるコミュニケーション
同じ目線
患者が尊重してほしい人を尊重する
①患者 1 人にインフォームド・コンセントを行うか判断する
②患者に確認してから付き添っている人（パートナー）に診察室に入ってもらう
③患者と患者が指名した人にインフォームド・コンセントを行う
④患者と患者が指名した人の質問に答える
カミング・アウトを超えるコミュニケーションスキルを持つ
①患者が言うとおりを聞きとる
②相手が使う言葉を使う
特別視も無視もしない
①動揺・詮索・無視しない
②患者にあたりまえの治療／ケアを誠実にする
医　療　者
[患者を尊重できる態度]
医療者が患者への態度を形成した経験
〈患者の現実に触れる〉
身近にレズビアンの知り合いがいた
カミング・アウトしたくないと言う患者の話を聞いた
〈患者を尊重することを学んだ〉
患者の立場に立って配慮することを学んだ
臨床で治療以外にも患者に対してすべきことがあると学んだ
〈尊重されることで人は癒されると気づく〉
尊重されれば人は自分の力を発揮して健康になると知った
患者の話を勝手に解釈して聞かないでプロセスにつきあった
同僚から尊重されると心地よかった

図１　相互作用の構成と医療者の行為

出典：筆者作成.

Ⅳ レズビアン・バイセクシュアル女性が健康を維持する仕組みとは

1．相互作用を生み出す人々の共通性

患者と医療者の相互作用には、治療関係を開始する以前のそれぞれの過去の経験が影響している。レズビアン・バイセクシュアル女性である患者が相互作用に対してもっていた期待や不安を理解するには、【レズビアン・バイセクシュアル女性の健康に関する経験】に基づいて理解をすることが重要だ。

前述の結果では、レズビアン・バイセクシュアル女性である患者は、医療者がレズビアンを同じ人間だと感じているかどうかが態度や言動からわかると考え、〈話を聞く姿勢で医療者を見極める〉こ

とをしていた。そしてこれまでの経験で、レズビアンやバイセクシュアルなど異性愛者ではない人の存在が、医療機関を含む様々な場では想定されていないことや、レズビアンに対する上からの目線に気づいており、〈人と関わるたびに自分のおかれた状況を自覚する〉ようになっていた。レズビアン・バイセクシュアル女性のこうした過去の経験は、先行研究の内容と一致している（藤井、２００６）。先行研究によれば、医療機関で、レズビアン・バイセクシュアル女性である患者は異性愛者であると想定され、それを否定するためにカミング・アウトをするが、レズビアンの存在を想定していない医療者に動揺や興味津津な態度を露骨に示されただけで、支えられたと感じられるような心地よい相互作用を経験することはなく、そのような経験を避けるために医療機関を受診しなくなる傾向があった（藤井、２００６）。医療者は異性愛を当然としており、レズビアンであることが伝われば見下してくるものだ、という思いが患者にはすでにあるため、自らの情緒的安全を確保するために、医療機関では医療者の言動に過敏になり、受診の際も常に医療者を観察しなければならないという患者の状況は、先行研究で「（レズビアン・バイセクシュアル女性である患者は医療者との）相互作用の期間ずっと、医療者の反応を監視し調整し続け、自分の安全を推し量り続ける」（Hitchicock & Wilson, 1992, p. 179）と述べられていたような米国の患者と、同様であった。こうした状況は、健康障害から回復していくために用いるはずのエネルギーの一部を、医療者を見極めるために費やすことになり、ひいてはヘルスプロモーションの阻害につながる可能性がある。

他者から否定される経験の積み重ねが、一見、他者を疑う姿勢や他者への不信につながることをGingaro（2007）は、「ある種の学んだ知恵であり、正常」な反応であると述べている。こうした他者への不信や過敏さは知恵として、自らの回復のために否定的な経験を活用する方に向かうこともある。「これらを身につけた上、援助や配慮があれば、さらに別のことが学べるであろうし、そのような〝身につけて〟いく過程は結果として〝癒し〟と呼ばれているものにつながるかもしれない。」とGingaro（2007）が説くように、レズビアン・バイセクシュアル女性である患者は、医療者が安全で患者を尊重する態度を備えた人物である時には、そのことに敏感に気づき、相互作用を継続していた。

Freire（1970）は、人が持てる資源を自分たちのために用い、主体的に相互作用の過程に参加することで、本当の力が引き出されると述べた（Freire, 1970；Weslay, 1995）。レズビアン・バイセクシュアル女性が経験から培った独自の感受性は、相手が自分を理解していない場合のみでなく、理解されている場合にはその理解をも感じやすい、という強みとなって、相互作用に活かされていたと考えられる。このことは、単に心地よい経験が偶然にできる以上に、レズビアン・バイセクシュアル女性である患者自身の力によって相互作用が成り立ち始めるという点で、Freireの述べた本当の力が引き出される相互作用につながる。

一方でレズビアン・バイセクシュアル女性にとって支えられていると感じられた相互作用の相手である医療者は、医学生・看護学生の頃から〈患者への尊重を学（ぶ）〉んでおり、その後の臨床経験で患者だけでなく医療者自身も〈尊重されることで（人は）癒されると気づく〉経験を経て、人間にとっての尊重の価値を実感していたものと考えられる。つまり医療者が患者を尊重する態度を形成するには、第1に看護学生や医学生の頃からの教育経験、第2にその後の臨床経験が重要であると考えられる。学生時代に身近な教育的立場にある者が患者中心の臨床経験を重要視していたことが、医療者のその後の患者を尊重する態度を形成・発展させる基盤になると考えられる。

先行研究では、同性愛に関する知識を持つことで同性愛者への考え方が影響を受けること（柳原、2000）、同性愛者との接触経験が同性愛者全体への受容につながること（藤井、2005；和田、2008）等の傾向が見られている。またジェンダー観によって、同性愛者へのクリニカル・バイアスが生じる可能性（品川、2006）が指摘されている。本研究の結果では、どのような因子を持つ医療者がどのような経験をすることが、レズビアン・バイセクシュアル女性である患者への態度形成に影響しているのかについてまでは、検討できるデータは得られていないが、医療者の近くに生活者としてのレズビアン・バイセクシュアル女性がいた経験が、患者に対応する時に活かされていたことから、知識のみでなくまた有名人などでもなく、身近な普通の人として〈患者の現実に触れる〉経験をしていることが、患者との相互作用に良い作用をもたらす可能性が示唆された。

2. レズビアン・バイセクシュアル女性のパーソナルネットワーク

患者と医療者の相互作用の開始は、〈自分の次にこの人を尊重して欲しいと言う意志表示をする〉患者の行為が起点となって開始していた。入院や治療をするということは、患者一人の問題ではなく、周囲の親しい人々にも影響し、また周囲の人々からの協力のもとに行われる必要があった。レズビアン・バイセクシュアル女性である患者にとって、健康上の問題を相談したり受診や入院の際に頼りにしたりする相手は、同性パートナーや自らの性的指向を知っている友人である（藤井、2008）。杉浦（2008）による女性カップルの生活実態調査でも、レズビアンをカップル単位で捉えた場合、カップルのパーソナルネットワークの特徴として、双方の血縁家族が重視されていることと、状況によって差はあるものの血縁家族の次に重視されるのは同じレズビアンカップルであったと報告している。これらのことから、レズビアン・バイセクシュアル女性である患者にとっては、血縁家族や友人、同性パートナーらが医療機関において重要他者である可能性が高いと推測される。そして【同性パートナーの尊重】によって、同性パートナーが患者と共に情報を得て患者の入院や治療期間に患者を支えやすくなる。レズビアン・バイセクシュアル女性と同性パートナーや友人のような、実質的に患者を支える関係にある人々が、その機能を医療機関で発揮できるようにすることは、レズビアン・バイセクシュアル女性の健康支援につながるであろう。

諸外国のなかには同性間の婚姻を定める国があるが、いまだ日本にはそうした法・制度はなく（大江、２００５；斎藤、２００２）、レズビアン・バイセクシュアル女性である患者がもつ同性間パートナーシップには、異性間パートナーシップが持っているような法的保障や社会的認知が少ない。このことは、レズビアン・バイセクシュアル女性である患者が、同性パートナーと医療情報を共有したいと願っても、公にはかなわない理由になる。医療機関において、患者の医療情報などのプライバシーは保護されている。このような現在の日本の状況では、Fineman (2009) が「プライバシーは家族のかたちではなく、家族の機能に対して与えられるものだという発想の転換（傍点ママ）」(2009, p. 285) が必要であると指摘したように、レズビアン・バイセクシュアル女性である患者のもつパーソナルネットワークに関して、形ではなく機能をアセスメントすることが、医療者には求められる。ただしレズビアン・バイセクシュアル女性である患者が、同性パートナーのことをパートナーとして紹介するということは、カミング・アウトをすることに等しく、治療関係の早期からこうしたプライバシーの自己開示を行うかどうかを考えなくてはならない状況は、後述するように患者にとってストレスになりやすい。つまり、レズビアン・バイセクシュアル女性である患者とは、レズビアンらがネットワークの中心にある日常から離れ、血縁や婚姻関係中心の医療機関で治療を受けるというギャップに直面し、法的に重要他者との関係を証明することができないこと、そして同時にカミング・アウトの問題に直面しなければならないという、2点において、医療ケアを享受することが難しい患者であると捉えることが重要である。

このため医療者に求められるのは、性的指向に関わらないケアを目指すためにまず、同性愛指向の患者が異性愛指向の患者ならば経験することの少ない、パーソナルネットワークからの支援を最も必要とする健康障害時に、重要他者との関わりを医療機関において継続することが困難であるという現状に基づいた配慮をすることである。患者のアセスメントの際に、性的指向に関して患者を異性愛であるとの先入観を持たずに、患者の話す通りを聴き取り、それぞれの患者の意思を尊重することが重要である。こうした立場に立ってケアをすることによって、結果的に医療者は、同性パートナーをも尊重することができ、ひいては、レズビアン・バイセクシュアル女性である患者を含む多様な性的指向に応じたケアが可能になる。

具体的な方法としては、情報収集の際に血縁・婚姻関係を中心にした家系図型のジェノグラムを描こうとして問診するよりも、パーソナルネットワークの全体像を示すことができ患者と他の人や資源との関連図を示すエコマップのような概念図を念頭にして、患者の情報をまとめる方が良いだろう。日常的に〈健康上の問題はパートナーと共有する〉レズビアン・バイセクシュアル女性が、受診の際にパートナーを同伴することは充分あり得る。しかしパートナーを伴っていても正統な同伴者として認められなければ、治療に関する説明をパートナーが医療者から直接聴いたり質問したりすることはできず、パートナーの立場で感じる治療への不安も解決されない。本研究でみた医療者は、患者1人にインフォームド・コンセントを行うか判断したうえで、患者に確認してから付き添っている人に診察室に入ってもらう、患者と患者が指名した人にインフォームド・コンセントを行う、患者と患者が指名した人の質問に答えるといった〈患者の尊重してほしい人を尊重する〉実践を、治療/ケア関係の最初から行っていた。同性パートナーと一緒に受診できる安楽さは、その後の受診を継続させやすい要素と考えられる。患者が【同性パートナーの尊重】を含む相互作用に支えられたと感じたのは、同性パートナーからの患者への尊重を日常生活から治療の場へと途切れさせずに継続でき、医療者の専門的な健康支援と共にパートナーからの情緒的サポートの両方が得られ、治癒過程において「心強い（Bさん）」と実感できたためと考えられる。相互作用を通じてレズビアン・バイセクシュアル女性である患者は、これまでの〈健康上の問題をパートナーと共有する〉状態に加えて、医療者からの支援も継続して得られる状態へと、健康支援に関する選択肢を増やすことができる。

マイノリティ集団として在日外国人である患者を捉え、看護師との関係構築のプロセスを探索した研究では、その関係性の起点は看護者が多様な文化背景をもつ患者に歩み寄ることにあった（野中、樋口、2010）。しかしレズビアン・バイセクシュアル女性である患者の場合、医療者にとっては患者がレズビアンであるかどうかはわからない場合がほとんどであり、医療者はレズビアンの患者の背景に気づくこともなく、歩み寄る対象がわからない。しかし本研究に参加した医療者は、患者が指名する人が同性パートナーであるかどうかの認識がなくとも、〈患者が尊重してほしい人を尊重する〉という、言わば医療者としてあたり前の対応をした。このことは、医療者が患者がレズビアン・バイセクシュアル女性であるかどうかを判別するような対象理解を重視するよりも、患者が重要他者を重要視しているという事実そのものを支持する実践が重要であることを示唆していると考えられる。レズビアン・バイセクシュアル女性であるかどうかを医療者が理解していなくても、患者の意思表示を医療者が尊重することによって、レズビアン・バイセクシュアル女性である患者が心地よく支えられたと感じられる相互作用が開始できるという点が重要である。

3. 医療機関での患者のカミング・アウト

カミング・アウトとは、自分自身の中で自らの性的指向を認める第1段階、身近な人に性的指向を告げる第2段階、公的な場で性的指向について公言したり同性愛者の権利を主張したりする第3段階という一連の過程である（Hyde, 2007）。本研究で見たように言語的コミュニケーション上のカミング・アウトをせずに、同性愛者の生活がスムーズに行われた先行研究は見あたらなかった。これまで、カミング・アウトは同性愛者にとって自己同一性の安定を図り社会との関係の取り方を学び自己成長を果たす機会になることや、カミング・アウトによって社会に同性愛者の現実が伝わり人々の理解を進め、カミング・アウトをしていない同性愛者に対して世界に同性愛者がいるのだと伝えることで、同性愛者の社会的孤立や無力感を減少させ自己肯定感を増す手段となると考えられてきた。カミング・アウトには多くの意義がある（風間、河口、２０１０）が、同性愛者は社会から異性愛者だと決めつけられる不都合を是正するため、カミング・アウトという方法で関係の修正をしている（風間、２００９）。

カミング・アウトに関する先行研究では、思春期や成人期等ライフステージによって経験の内容や必要な支援に共通点と違いがあること（Ford, 2003 ; Brotman, Ryan, Collins, et al. 2007）や、カミング・アウトをした相手から、非難や無視、侮蔑や同性愛を病気として対処されるといった否定的な対応をされる場合があること（Randall, 1989 ; Robert, 2001）などが、明らかになっている。これらの先行研究からは、カミング・アウトは利点があると共に、同性愛について否定的な理解しかもっていない相手に対して行う場合には、カミング・アウトをした者にとって危険な経験となるリスクを伴う。

本研究の結果からは、少なくとも医療の場面では〈カミング・アウトをする必要がない〉方が、レズビアン・バイセクシュアル女性である患者にとって安楽であることがわかる。本研究でBさんが、〈カミング・アウトする必要がない〉状態でなければレズビアンであると言おうと思っていた、と考えていたことからも、カミング・アウトは医療者との相互作用や環境に対する患者からのマイナスの評価の上に、その調整策として為されると考えられる。しかし先行研究でみたように、もともと同性愛者に共感的でない相手との関係においては、不都合を感じざるを得ない状況の時にカミング・アウトをする場合、さらに患者が傷つく対応を返されるリスクがあると考えられる。治療／ケアが患者にとって最大限効果的であるためには、カミング・アウトをせざるを得ない不都合を取り除くことや、患者が治癒に向かう為に必要な自らのエネルギーをカミング・アウトのために減弱させないよう、環境や関係を調整し配慮することを医療者が実践する方が、患者の安楽につながる。そのため、レズビアン・バイセクシュアル女性である患者がカミング・アウトをする必要がない状態をつくるコミュニケーションが、医療者には求められる。

逆に患者が関係の早期からカミング・アウトをするということは、患者はカミング・アウトによって精神的エネルギーを費やしている可能性が高い。患者がカミング・アウトをせざるを得ない（医療者と）不都合な状況があったのではないかという視点で、自施設の環境や医療者のコミュニケーションを見直す姿勢が必要だ。つまり、【カミング・アウトを超えるコミュニケーション】とは、カミング・アウトが同性愛者の人権の発展にとって不可欠であったことや、人間の成長にとって自己同一性の安定や性的指向の社会的承認が重要で、カミング・アウトがその機能を持っていることを否定するものではない。ただ患者の自己治癒力が最大限となることが重要な医療の場においては、レズビアン・バイセクシュアル女性である患者がその力を自身の治癒に振り向けられるように、〈カミング・アウトをする必要がない〉環境を創りあげ、患者に安楽さをもたらすことの方がより適切である。

【カミング・アウトを超えるコミュニケーション】とは、医療者が〈カミング・アウトを超えるコミュニケーションスキルを持つ〉ことで、レズビアン・バイセクシュアル女性である患者に〈カミング・アウトをする必要がない〉状況を提供することである。具体的には患者が嘘をつく必要がない状況や、会話がすーっと進み、レズビアンであることを説明しないような状況を作る、ということであった。逆に、レズビアン・バイセクシュアル女性である患者にとって嘘をつかざるを得ないような質問をしたり、レズビアンであることの説明を求めたりするようなコミュニケーションは、相互作用を阻害することになると考えられる。本研究の結果では、医療者は患者との会話がすーっと進むように患者が言うとおりに聞きとるようにし、医療者が過去の経験で身近にレズビアンの知り合いがいたことを役立てて相手が使う言葉を使う、といったコミュニケーションスキルを用いていた。医療者がセクシュアリティに関して、異性愛を前提にした言葉かけをせず、質問し詮索するのではなく、相槌を打つ役割をとるような、ありのままの患者の姿をそのまま認めていることを示すコミュニケーションを心がければ、レズビアン・バイセクシュアル女性である患者は嘘をつく必要もなく、無理にカミング・アウトをしてレズビアンであることを説明することも要らず、医療者と楽にコミュニケーションできる機会が増えていくのではないか。安楽にコミュニケーションできることで、患者は医療者に対して親しみや信頼感を持ちやすく、受診の継続にもつながりやすい。

そして一般に人は、相手に対する信頼が高まるほど、自己開示をすると考えられている（Derlega,

Metts, Petronio, et al., 1993）おり、治療関係の初期にはカミング・アウトをしなかった患者も、信頼できる親しくなった医療者に対してはカミング・アウトを選択する可能性がある。熊野（２００２）の自己開示とその後の気持ちに関する研究では、自ら進んで行う自己開示は、尋ねられて開示する場合よりも安堵感が高い傾向が明らかになっている。過去に否定的なコミュニケーションを経験してきた患者にとっては、医療者から尋ねられるコミュニケーションよりも、自ら進んで行おうと思える時期に自己開示する方が安堵感を持て、より安楽であると考えられる。一方、自己開示された医療者がその情報を他の人に伝えることは開示伝達と呼ばれる行為であり（小口、１９９０）、レズビアン・バイセクシュアル女性である患者の精神的安楽にとって脅威となり得る。レズビアン・バイセクシュアル女性である患者は、目の前の医療者が信頼できる相手であっても、その同僚全てが信頼できるとは限らないために、自己開示のしづらさを感じているという報告もある（藤井、２００６）。医療者のコミュニケーションスキルとしては、患者が自ら開示した情報であっても、それを他の医療者に伝えることを患者が了承しているのかどうかに配慮し、他の医療者に患者について伝える場合には患者自身の意思を確認してから行うことが重要である。

4. 看護論からみるレズビアン・バイセクシュアル女性へのケア

本研究に参加した医療者は、患者を〈特別視も無視もしない〉で〈医療者としてあたり前の治療／ケアを行（う）〉った。看護職者と患者の相互作用に関する国内の研究群をメタ分析した研究（正木、清水、田所、他、2005）によれば、相互作用による成果は患者の変化として現われる。レズビアン・バイセクシュアル女性である患者と医療者の相互作用の成果は、患者自身が医療者と自分とが同じ人間であるということを実感するという変化に至ったことである。

河野（2006）は、人が他者によって見られるということは、本人が見られたくないものまでも見透かされることであり、見る者が見られる者よりも優位な地位を獲得しやすい、と述べている。[1] レズビアン・バイセクシュアル女性としてBさんが、かつて医療者からレズビアンであることを理解しますという態度を示されたことを上からの目線と表現したことは、河野の指摘する優位性を感じ取ったからではないかと思われる。さらに河野（2006）は、見る／見られる関係において優位性が生じてしまうのは、見る者が見られる者の内面を自分の価値観に則って吟味しようとするためであると捉えた。医療者が患者を見る場合も、患者の内面を医療者が自分の価値観に則って吟味しようとする態度があると、患者のその人らしい自然な自己開示を待つことなく、医療者の思いのままに患者の内面を計ることにつながってしまう。【同じ目線】で示した相互作用は、医療者は患者に対してセクシュアリティに関して詮索も無視もしない、医療者としてあたりまえの治療／ケアをおこなうことを通して、患者が〈同じ目線を感じ取る〉ことを可能にできた、医療者が見えない患者の内面を吟味せず、自分の価値観をもとに勝手に解釈をしないことで、見る・勝手に解釈する医療者と、見られる・勝手に解釈される患者という構造を免れ、分断や優位性が生じなかったことで成立したと考えられる。

一方、患者が感じた同じ目線とは、双方向で同調的（synchronized）なものであったと考えられる。レズビアン・バイセクシュアル女性に対する上からの目線を経験してきた患者は、上からの視線に目を合わすことで、まるで本当に、レズビアン・バイセクシュアル女性である自分が下位にある者であるかのような感覚を背負わされてきたのではないか。しかし患者を尊重する態度を自分のものとして形成してきた医療者に出会い、医療者側の価値観を基準に吟味するようなものではない目線で見られることによって、下位に置かれている感覚から脱することができる。医療者もレズビアン・バイセクシュアル女性である患者も同じ人間である、と実感できたことが、相互作用の最も重要な成果であろう。Benner と Wrubel（1999）は「優れた看護実践者は自分も人間の一員としての感覚、つまり、他

1——江原（1997）は、相互作用における行為とは、相手によって規定される性質を持ち、その根拠となっている規範の存在を指摘した。

者や患者と同じ、人間という存在の共通性を自分にも関わりのあることとして感じ取る能力を備え、優れた実践とはこうした感覚の体現」（Benner & Wrubel, 1999）であると述べ、同じ人間 human being としてのピア peer・仲間集団の感覚が、ケアに活かされることを指摘している。本研究の結果から、医療者がこうした感覚に基づいて治療／ケアを行うことは、レズビアン・バイセクシュアル女性である患者自身の「人間の一員としての感覚」を、確かなものにするものであるだろう。

レズビアン・バイセクシュアル女性である患者が人間の一員として、医療者が行うあたり前の治療／ケアを享受できることは、健康増進の基本となる。そのためには、医療者がどの患者に対しても、医療者としてあたり前の治療／ケアを行うことが必要である。医療者としてあたり前の治療／ケアをおこなうとは、同様の症状や状況には同じ治療／ケアの選択肢を提供すると同時に、患者の意思を尊重することによって、各々の患者独自のニーズ（意思）に応じた個別的なケアを実践することであると考える。つまり、あたり前のケアがもつ健康支援の機能とは、患者1人ひとりが独自の意思を各々尊重されながら、同時に、同じ人間としての仲間の感覚を持てることを通じて、レズビアン・バイセクシュアル女性であることの個別性と、支援を要する人間としての共通性の、両方が統合された支援にある。

レズビアン・バイセクシュアル女性が見えない存在とされ、抱える問題を軽視されてきた経緯については、前述のとおり掛札（1992）、堀江（2006）が明らかにしてきた。レズビアン・バイセクシュアル女性である患者に関して、人間の一員としての感覚の回復を捉えることによって、これら先行研究が指摘してきたレズビアン・バイセクシュアル女性を埋没させ矮小化することとは逆に、人間全体の課題の中にレズビアン・バイセクシュアル女性の抱える問題を位置づけることを可能にする。1990年代に開発されたクィア理論（風間、ヴィンセント、河口、1998）は、フェミニズムの先行研究群に影響を受けつつ、女性／男性という二項対立的なセクシュアリティ観を脱して、各々の位置にある者すべてを対象として性的主体の形成について考える理論的基盤を提供した。クィア理論を用いることで、レズビアン・スタディーズやゲイ・スタディーズ等のように、固有の問題を扱いながら、どのような多様な性的在り様も周辺化しない理論構築が拓き得ると考えられる。本研究ではこうした知見を踏まえ、性的指向に関わらない平等なケアの具体像を追究する際に、異性愛対同性愛（両性愛）、あるいは、異性愛の患者とレズビアン・バイセクシュアル女性の患者、といった二項対立的な枠組みからの解釈はしていない。二項対立ではなくフェミニズムやクィア理論の開発の中で示されてきた性の捉え方と人間観は、看護学におけるホリスティック・モデルの言説と共通性があるように思われる。ホリスティック・モデルとは、心身一如の人間観が基にあることから、見えない性的指向を、その見えないものまでも含めて尊重する際に、有効ではないかと考える。

5. レズビアン・バイセクシュアル女性に関する相互作用モデル

最後に相互作用の中で実践された医療者の一連の行為を、レズビアン・バイセクシュアル女性に対する健康支援の相互作用モデルとして、実際に医療機関で実践する場合、留意すべき点について検討する。

まず、同性パートナーらによって支えられているレズビアン・バイセクシュアル女性は、受診時やインフォームド・コンセントを受ける際に、血縁や婚姻関係にあたらない人を重要他者として同伴したり指名したりする可能性があり、このような、患者が意思表示をする場面を捉え着目することが、ケア看護実践の際には重要である。患者が意思表示する場面では、まず意思表示に先だって、患者1人にインフォームド・コンセントを行うのかどうかを判断しておき、その上で、患者に確認してから付き添っている人に診察室に入ってもらうと良い。患者が受診した際に、患者にとっては1人で診察室に居る方が良いのかどうか、診察の結果や治療に伴う方法の説明をどのように行うのか等を、患者の状態や理解力をアセスメントして判断する必要がある。このような対応を行うことは、患者が意志決定や情報処理を行いやすくし、ヘルスケアの意思決定に参加できるようにするために必要な看護である（Carpenito, 2011）。患者の意思によっては、同伴者の続柄にかかわりなく、診察に立ち会うことができるように配慮をすることが重要である。そして患者と患者が指名した人にインフォームド・コンセントを行い、また丁寧に患者と患者が指名した人からの質問に答えることが、患者の健康支援にとって効果的であるためには、まず患者1人だけの際に患者の意思確認をしてから、重要他者の要望にも対応する、という順序が重要である。この順序は、同性間パートナーシップにおいても異性間と同様にドメスティック・バイオレンスの事例が報告されていることから、留意すべき点である。

患者や患者が指名した人の話は、内容をそのまま言うとおりを聞きとることが重要であった。その際には、患者が話した内容は患者が自ら開示した内容であっても、それを他の医療者に伝えると自己開示した者が自己開示したことを後悔することにつながりやすいため、他の医療者とその情報を共有する必要が生じる可能性がある場合には、患者の話を言う通り聞きとる前後に、他の医療者に伝えても良いかどうかの意思を患者に確認しておく必要がある。一方、医療者の側から話しかける際には、過去に多様な患者に出会った経験を活かして、相手が使う言葉を使い、特定の人には当てはまらないような用語を使うべきではない。用語の例としては、問診の際に「彼」「夫」などではなく「パートナー」を用いることや、「夫婦生活」ではなく「セックス」と表現することなどが考えられる。またレズビアンを指す用語は「レズ」ではなく「レズビアン」、同性愛者を指す用語は「ホモ」ではなく「ホモセクシュアル」や「同性愛者」を用いる。また、「レズ」「ホモ」などの略語は蔑称であることを看護学生に教えることは、セクシュアリティに関する教育実践の際に必要なことであろう。当事者自身が「レズ」「クィア（変態）」という言葉を使う場合には、蔑称を逆転させることを意識して用いる場合があり、それを聞いてそのまま医療者が使うのは不適切である。相手が使う言葉を使う際には、政治的社会的に中立で正当な語に修正して用いることを意味するポリティカル・コレクトの視点から検討を加えることが重要である。

看護において、人間の性を性交や生殖的側面に限定せずに人の生全体に及ぶセクシュアリティを捉えるようになったのは、性科学研究が広まった1970年代以降であり、看護理論家としてはJonson、Watson、Royらの1970年代から1980年代の著作から、看護理論における性に関する言及が始まった。現在、性に関する看護診断には性的機能障害と非効果的セクシュアリティパターンがある（Carpenito, 2011）。米国で開発された看護理論では、性に関する保健指導時の看護者のコミュニケーションスキルとして、質問を発展させていくことを重要視している（Akinsanya, Cox, Crouch, Fletcher, 1994）。オーストラリアのMcNairは、健康支援職向けのレズビアン支援ガイドラインの中で、クライエントのカミング・アウトの過程を含む性的な既往歴をとることを勧めている（McNair, 2003）。Akinsarnyaらや McNairが提示したコミュニケーションスキルと比べて、本研究では、患者への質問よりも患者の話を聴くコミュニケーションの方が重要であった。このことは、コミュニケーションの方法が文化的背景によって異なること、とくに明確なコミュニケーションよりも察することが尊ばれる日本の文化的背景が、患者と医療者の関係にも影響した可能性があると考える。日本のレズビアン・バイセクシュアル女性である患者に、コミュニケーションに関する文化的背景の異なる他国のケア方法を、そのままあてはめることは無理があるのではないかと考えられる（石垣、岩崎、正木、他、2008）。性的機能障害のケアであれば、性交渉の相手について情報収集する必要はあるが、性機能障害でない他の健康障害を主訴に受診する場合、日本のレズビアン・バイセクシュアル女性である患者には、言語的なカミング・アウトをする必要がない環境を提供する本モデルの方が、現実に即しているのではないだろうか。

また、本研究の調査に参加した医療者は、患者がレズビアン・バイセクシュアル女性であることを、研究者との面接で初めて明確に知ったが、患者の症状や意思表示の内容をセクシュアリティと関連させることのない医療者の態度は一貫していた。こうした医療者の患者に対する一貫した態度は、医療者が持つべき重要な態度であろう。一貫してどんな患者に対しても治療／ケアを行うことにより、医療者はレズビアン・バイセクシュアル女性である患者一人一人の意思内容の違いにも応じた個別的ケアを行うことができ、より効果的な健康支援につながると考えられる。

そもそも医療者と患者の相互作用を見る意味は、患者と医療者を切り離して対象として個々に理解するのではなく、患者の環境としての医療者や、両者の関係性を捉えることにあった。相互作用とは単に複数の人間のあいだで何らかの働きかけや影響のやりとりが成立するというだけではない。シンボリック相互作用論が示す人間観には、関わり合う人々は共通のシンボルへの各々の反応を介して他者とコミュニケーションしあっているという前提がある（Riehl & Roy, 1980）。関わる人と関わられる人が固定しており関わられる人を関わる人の刺激と仮定するような、人間を道具的に見る見方ではない。人間はただ刺激に対する反応を直線的に返す存在ではなく、関わりの中で内省する人間同士の動的な関わり全体の一部を成す、という人間観である。本研究もこうした人間観に基づいている。あるいは石谷（２００７）は、臨床実践とは一人で行えるものではなく二人以上の人間が関係する相互作用のなかで進んでいくものであるため、人間を個体として閉じられたシステムとして見做すことはできず、必然的に相互作用用（状況依存的な間主観的な場としての関係性）に注目する必要性を指摘し、実践の場の関係性に目を向けた理論構成を要請している（石谷、２００７）。ケアとはきわめて相互作用的な実践であり、特に性的指向にも関わるケアに着目する場合、性的指向とはそもそも自分と同じか異なる性別か、どのような他者と性的関係性を持つのかという関係性における特徴であるという点、そして、レズビアン・バイセクシュアル女性である患者が過去の経験の中で否定的な他者との関係を経験しているという点からみても、関係性に注目して健康支援の方略を検討することは、方法論的にも妥当であったと考えられる。

看護ケアの概念モデルとは、人間・環境・健康・看護に関する概念の記述であり、ケアギバー・看護者がモデルを選択する際には、看護者自身の信念やそれまでの実践と、そのモデルとが合致することに拠る価値判断が行われる（Fawcett, 1989）。患者の意思の理解と尊重によって個別的ケアが導かれ

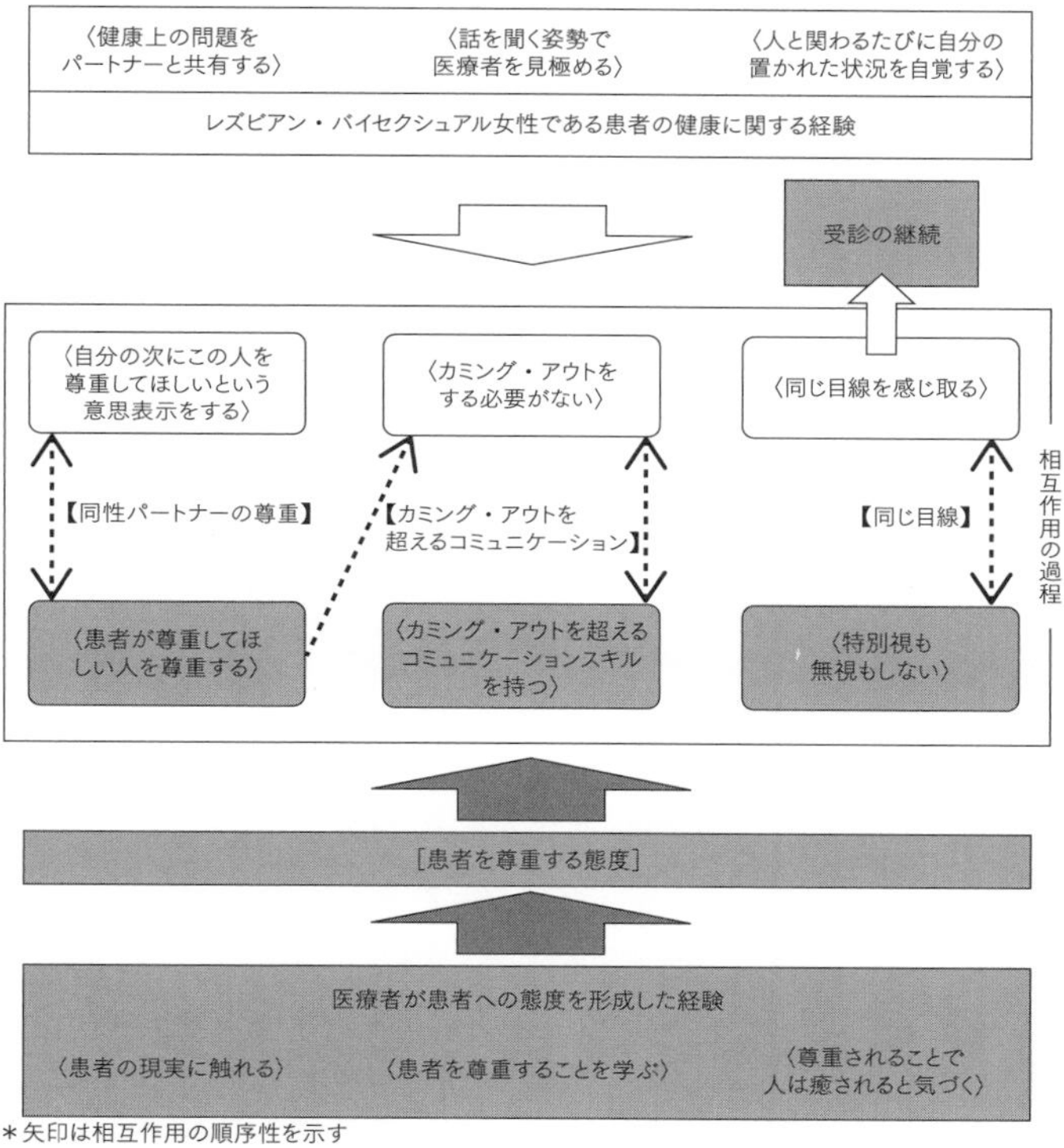
〈健康上の問題を
パートナーと共有する〉
〈話を聞く姿勢で
医療者を見極める〉
〈人と関わるたびに自分の
置かれた状況を自覚する〉
レズビアン・バイセクシュアル女性である患者の健康に関する経験
受診の継続
〈自分の次にこの人を
尊重してほしいという
意思表示をする〉
〈カミング・アウトを
する必要がない〉
〈同じ目線を感じ取る〉
【同性パートナーの尊重】
【カミング・アウトを
超えるコミュニケーション】
【同じ目線】
相互作用の過程
〈患者が尊重してほ
しい人を尊重する〉
〈カミング・アウトを超える
コミュニケーションスキル
を持つ〉
〈特別視も
無視もしない〉
[患者を尊重する態度]
医療者が患者への態度を形成した経験
〈患者の現実に触れる〉
〈患者を尊重することを学ぶ〉
〈尊重されることで
人は癒されると気づく〉
＊矢印は相互作用の順序性を示す

図 2　レズビアン・バイセクシュアル女性に対する健康支援モデルの要素と相互作用過程の関連

出典：筆者作成.

ることを示した本研究の健康支援モデルの要素は、患者中心等の概念を記述した既存の看護理論（Travelbee, 1971：King, 1981）とも共通している。本研究で開発を始めたレズビアン・バイセクシュアル女性に対する健康支援モデルの要素として、レズビアン・バイセクシュアル女性である患者と医療者の相互作用過程における構成要素から明らかになった医療者の8つの実践、即ち①患者1人にインフォームド・コンセントを行うか判断する、②患者に確認してから付き添っている人に診察室に入ってもらう、③患者と患者が指名した人にインフォームド・コンセントを行う、④患者と患者が指名した人の質問に答える、⑤患者が言うとおりを聞きとる、⑥相手が使う言葉を使う、⑦セクシュアリティに関して詮索も無視もしない、⑧医療者としてあたりまえの治療／ケアをおこなう、ということを、今後、日々の臨床実践に取り入れる医療者が増えることを願っている。

レズビアン・バイセクシュアル女性への健康支援モデルの要素と相互作用過程の関連を、**図2**に示した。

6. 研究の限界と今後の課題

本研究は、同性間パートナーシップを形成している女性を中心とした健康支援モデルとなっており、同性パートナーを持たないレズビアンやバイセクシュアル女性の健康支援についても、明らかにしていく必要がある。また、例えば性感染症などに罹患し性的パートナーを特定する必要がある場合等では、カミング・アウトが必要となることも考えられる。このように患者の疾患によっては、治療関係の早期から患者の性的側面を医療情報として把握しなければならない場合もある。

最後に、本研究で見出した概念は、現在のレズビアンやバイセクシュアル女性への社会的認知の状況を反映している。レズビアンやバイセクシュアル女性を含むセクシュアルマイノリティに対する社会の認知や受容は、彼女らの社会参画などによって、近年大きく変化している。社会の変化に応じて、相互作用の構成も変化していくことが予想される。

医療機関を始めとする健康支援の現場は社会の変化に遅れることなく、本研究で得られた健康支援モデル等をまずは早急に実践に移し、レズビアンやバイセクシュアル女性を含めた多様な女性が、医療やケアを享受できる環境を確実にしてほしい。

具体的には、レズビアンと医療者の相互作用過程には、相互作用に先立つ【レズビアンの健康に関する経験】と、【医療者が患者への態度を形成した経験】が先立っており、この2つは各々が、レズビアンと医療者の相互作用能力を培い、相互作用に影響すること、そしてレズビアンと医療者の相互作用では、まず患者から同性パートナーを〈自分の次にこの人を尊重してほしいという意思表示をする〉ことが起点となり、医療者が〈患者が尊重してほしい人を尊重する〉行動で応えることで、【同性パートナーの尊重】が成り立っている。カミング・アウトとは関係の調整時に実行されることから、医療機関では医療者が〈カミング・アウトを超えるコミュニケーションスキルを持つ〉ことで、レズビアンである患者が〈カミング・アウトをする必要がない〉状態になるという、【カミング・アウトを超えるコミュニケーション】が成り立つ関係性が患者の安楽につながる。医療者がレズビアンである患者を〈特別視も無視もしない〉態度で接し、患者が医療者から〈同じ目線を感じ取る〉経験をするという、【同じ目線】の成立が、相互作用の成果である。

そのため医療者には、

● 患者1人にインフォームド・コンセントを行うか判断する：患者が受診した際は、患者1人を診察室に入れるのかどうかを、患者の症状や理解力をアセスメントして判断する。

● 患者に確認してから付き添っている人（同性パートナー）に診察室に入ってもらう：患者は症状や受診に伴って生起する自らの脆弱さを補うために同伴者を伴っていることがあるため、患者に同伴者がいる場合には、同伴者に診察に同席してほしいかどうかをまず患者に意思確認し、次に同伴者の意思も確認したうえで、血縁者であるかどうかや続柄等にかかわりなく、診察に立ち会えるようにする。

● 患者と患者が指名した人にインフォームド・コンセントを行う：患者の診療結果等は、患者が1人で受け止められるかどうかを前項同様に症状の深刻さや理解力等をアセスメントした上で、患者が望めば患者と患者が指名した人に、説明する。

● 患者と患者が指名した人の質問に答える：患者からの質問に対しても、前項で患者が指名しインフォームド・コンセントを行った人からの質問にも、丁寧に答える。

● 患者が言うとおりを聞きとる：患者が話した内容は、そのままの内容を聞き取り、その際には患者が自ら開示した内容であっても、それを他の医療者に伝える場合はそのことを患者が了承しているのかどうかにも配慮し、患者自身の意思を確認してから他の医療者に伝える。

● 相手が使う言葉を使う：医療者の側から話しかける際には、過去に多様な患者や患者以外でも多様な人々に出会った経験を活かして、相手が使う言葉を使い、特定の人には当てはまらないような用語は使わない。

● セクシュアリティに関して詮索も無視もしない：患者や患者が指名した人のセクシュアリティに関する話や行いに対しては、内容に動揺することがあっても、無視したり詮索したりしないで、主訴である症状に対し医療者としてあたりまえの治療／ケアをおこなう。患者が訴えていないのにセクシュアリティを主訴と関連させたり、逆に患者から話の中で触れられても無視したりしない態度をとる。

● 医療者としてあたりまえの治療／ケアを行う：患者の主訴である健康障害に対して、どの患者に対しても、同じ症状、同じ状況には同じ治療／ケアの選択肢を提供した上で、各々の患者の意思を最優先に尊重することによって、個別的なケアを行う。

こうした行動をレズビアン・バイセクシュアル女性を含む人々の健康にかかわる医療者に推奨したい。

1．データ収集方法

本研究では、レズビアン・バイセクシュアル女性である患者と医療者の相互作用に関する両者への半構造化インタビューによって得られたデータを、シンボリック相互作用論（Blumer, 1969）に基づき継続比較し、理論化を目指した。

患者がすでにその経験の価値を認めている研究参加時点からみると、語られる治療期間はすでに過去のものである。先行研究で見たようにレズビアン・バイセクシュアル女性である研究参加者との出会いは困難なことに加え、安全で心地よい実践をしている医療者とレズビアン・バイセクシュアル女性である患者の相互作用場面への参加観察の機会を得ることは、さらに希少であることが推測される。本研究の趣旨を明らかにして参加観察するとすれば、そのことは、研究に参加することによって患者のプライバシーを医療者に対しあらかじめ研究者が公にすることを意味し、患者と医療者の自然な関係に影響し、倫理的にも不適切である。こうした影響のもとに得られたデータは、自然な相互作用に関するデータとしても問題があると考えられた。これらの理由から、本研究では参加観察ではなく、半構造化インタビューを実施した。

レズビアン・バイセクシュアル女性が"Hard to reach"な対象者であり、さらに日本でのレズビアン・バイセクシュアル女性研究がいまだ少ないことから、本書では研究方法、特に対象者へのアプローチ法とその際の倫理的配慮について、詳細に報告する。

(1) 調査対象者と出会う方法

患者側研究参加者と出会う方法

①レズビアン・バイセクシュアル女性に対する参加依頼

レズビアン・バイセクシュアル女性に対する参加依頼の際は、現在の日本においてはいまだレズビアン・バイセクシュアル女性が自らの存在を日常的に公にすることが少ないことから、対象者ができるだけ安心して研究に参加できる環境を保障するために、レズビアン・バイセクシュアル女性を支援する団体のネットワークを通じることが妥当であると考えた。このため、すでに研究者が研究活動を通じて信頼関係を深めてきた団体(次項②—aに記述)を起点とし、以下のような対象者に、本研究の依頼について順次、紹介していただいた。

・レズビアン・バイセクシュアル女性であるという自認があり、また、これまでに保健医療機関を受診したか、入院した経験、もしくは、医療者の訪問を受けたり、保健機関での面接などの経験がある。

・その際の医療者との関わりが、レズビアン・バイセクシュアル女性を支援するという印象をもった経験がある。

・現在、日常生活に支障がない程度の健康状態にある。

②研究参加者を募った方法

研究者はすでにこれまでの研究活動を通じて、大阪市内と東京都内にある以下の3カ所でおこなわれているレズビアン・バイセクシュアル女性の参加する集まりの運営者と信頼関係を築いていた。そこで以下の手順を踏んで、研究参加者を募った。

a）ゲートキーパーとして各団体の運営者に、団体用ご協力のお願いと、この研究の倫理的配慮を郵送した後に、Eメールにて郵送した書面と同じ内容をあらためて送り説明を加え、返信を依頼した。研究に協力しても良いとの返信が得られた団体に対して、研究参加候補者への紹介を依頼し、以下のbからeのような手順を実施した。

b）運営者の紹介を得て、研究参加候補者にご協力のお願いとこの研究の倫理的配慮の書類（別紙3）、ご協力のお願い冊子、照会許可書を持参して、候補者と会える団体のイベントなどの機会に参加した。そこで候補者に別紙2・3・4をお渡しし、研究趣旨や倫理的配慮について口頭で説明をし、研究への参加を依頼した。団体の許可が得られれば、別紙2を団体の事務所などに置かせてもらった。

c）医療者の紹介という点については、別紙4及び照会許可書を用いて、以下のように説明をした。

①あなただけでなく、あなたへのインタビューの後に、「レズビアン・バイセクシュアル女性を支援する関わりだった」と感じた関わりの相手である医療者を紹介していただくことは、ご承諾いただけますか。

②特にご検討いただきたい点として、医療者に対して、紹介者であるあなたのお名前を伝えて、インタビューをおこなうことはご承諾いただけますか。

③お名前をお伝えすることに、抵抗感がある場合には、医療者に対してお名前は伝えず、関わりのあった具体的場面をあげてインタビューをすることは、ご承諾いただけますか。

④お名前をお伝えしないことを希望された場合は、署名欄は空白とし、記入できる範囲の他の欄（日付や医療者名など）のみ記入していただくことは、ご承諾いただけますか。（名前を伝えないことを希望された場合は、照会許可書の署名欄は空白とし、記入できる範囲の他の箇所の記入を依頼し、該当する医療者にはお名前を伝えず、過去にケアした患者からの紹介であるという旨を伝え、照会許可書を見せ、研究参加を依頼するという方法をとります。）

⑤照会許可書は紹介された医療者に見せて依頼をしますが、その後、照会許可書は研究者が保管し、医療者に配布は行いません。

d）研究参加の承諾の返事は、今すぐではなく、1カ月程度考えてから、返事を聞くように計画をしていることを伝え、再会の承諾が得られた場合に、約1カ月後をめどに再会の約束（再会日時、再会場所、可能な連絡方法と連絡先）をした。

e）説明から約1カ月後に再会し、まず口頭で研究参加承諾の意思と内容を確認した。そして研究参加意思の内容に応じて、研究参加承諾書（研究への参加、及び、インタビュー内容を録音することの承諾、もしくはメモの承諾）と、照会許可書の記入（日付や医療者名など）及び、署名の承諾を得られた場合は署名を得た。研究参加承諾書の研究参加者用控（別紙5）と、照会許可書複写版を、研究参加者に渡した。

f）充分なデータが得られるまで、これを繰り返した。

医療者側研究参加者と出会う方法

①医療者に対する参加依頼

本研究ではまず患者側研究参加者にインタビューを行い、患者側研究参加者の語りから、中心的に焦点があたっていた医療者を紹介してもらった。このため、まず患者側研究参加者の1回目の面接を実施した後で、再度、患者側研究参加者に意思確認の機会を持ったうえで、医療者に対する研究参加依頼を決定する、という段階を踏んだ。

②研究参加者を募る方法

a）患者側研究参加者にインタビューし、関わっていた医療者にコンタクトをとって良いかどうかを、患者側研究参加者に尋ねた。

b）尋ねる際には、「私がこの研究の説明をし、あなたから紹介をうけてその医療者を訪ねることになるため、その医療者はあなたがレズビアン／バイセクシュアルであることを知ることにつながります。そのことを踏まえて検討をお願いします。」と明確に伝えた。またご協力のお願い文（別紙6）を医療施設の住所に郵送し、医療者から、会うことやインタビューを受けることの承諾が得られれば、その際に照会許可書を見せる、という手順についても、患者側研究参加者に別紙4を用いて説明した。

c）照会許可が得られたら、照会許可書に記入可能な範囲で記入してもらった。

d）照会を許可するにあたって、患者側研究参加者に、医療者に名前を伝えてよいかどうかを確認した。伝えないことを希望された場合は、照会許可書には署名欄は空白とし、患者側研究参加者が記入できる範囲で、その他の欄（日付や医療者名など）の記入を依頼するようにした。しかし、実際にはこの方法を必要とした参加者はいなかった。そして該当する医療者には名前を伝えず、当該の医療者が過去に関わった研究参加者からの紹介である旨のみを伝えることを説明した。

e）研究参加候補者である医療者に対して、別紙（3・7・8）を郵送した。

f）返信（別紙7）の内容を見て、研究参加候補者である医療者が望む方法で連絡をとった。

g）研究参加候補者である医療者に連絡して、再度研究趣旨と倫理的配慮について説明したうえで、研究参加への承諾と、研究参加によって知り得た情報に関する守秘の承諾が得られるかを、尋ねた。

h）研究参加候補者である医療者が研究参加の承諾をする上で、上司への依頼が必要な場合には、上司宛に同様に郵送して承諾を得る準備をしておいた。しかし、実際にはこの手続を必要とした参加者はいなかった。

i）研究参加の意思が確認できたら、インタビュー日時を決め、初回に研究参加承諾書に署名を得た。

（2）インタビューの実施方法

患者側研究参加者に対するインタビュー

インタビュー場所は、クィアと女性のリソースセンターの貸室か、地域の女性センターの貸し会議室を候補として挙げながら、他に研究参加者が望む場所どこでも良いことを伝えて、参加者と相談して決めることとした。貸室の場合は、事前に予約をし、研究参加者に面接場所までの道順を伝えた。貸室を借りる際は研究者個人名で借用した。またそのことを研究参加者に伝えた。

予定日の直前に、研究参加者の許可を得ている連絡方法で約束を確認するために連絡をとった。

インタビューはインタビューガイドを用いて、時間は長くとも1回120分、2～3回程度を目安におこなった。インタビュー内容の録音のための機器は、録音の失敗がないように2台用意し、各々に、電池残量と動作が順調かどうかを確認して持参した。録音媒体はテープ式のものとIC式のものとを用いた。

1回目のインタビュー終了後は、次回の予定日時と場所を、研究参加者と相談し、決定した（最終回の場合はこれを行わなかった）。面接終了後、研究参加者を見送った後に、研究者の気づいた点などをメモに記録した。

1回目のインタビュー内容を逐語録にして一次分析を行い、解釈した内容をまとめて、2回目の面接で研究参加者に口頭で伝え、解釈の妥当性やで不足している点がないかなどの意見を聞いて、解釈を補うようにした。

医療者側研究参加者に対するインタビュー

面接場所は、各地域の女性センターの貸し会議室を候補として挙げながら、他に研究参加者が望む場所どこでも良いことを伝えて、参加者と相談して決めることとしたところ、勤務先施設もしくは貸し室で行うこととなった。

面接はインタビューガイドを用いて、時間は長くとも1回90分までとし、他は患者側研究参加者の場合と同様に行った。

（3）逐語録の作成方法

2台の録音機器で録音した音声データは、1つをオリジナルとし、もう1つを予備として、2つとも研究者の研究室に施錠して保管した。インタビュー内容は、すべて研究者がテープ起こしをして逐語録を作成した。音声の再生時はヘッドホンを用いて、音が外部に漏れないようにした。作成した逐語録も同様にオリジナルとコピーの2つを、研究者の研究室と自宅に1つずつ置いて、施錠して管理した。

2. 分析方法

（1）分析対象

患者側研究参加者5人との面接は16回、1人につき2から3回で、録音したインタビューは9回約13時間、1人につき30分から2時間であった。医療者側研究参加者6人との面接は9回、1人につき1から2回で、録音したインタビューは8回約9時間、1人につき30分から1時間であった。インタビューの逐語録と、メモを分析対象とした。

①インタビューを実施し、録音したテープを起こして得られた逐語録や面接メモを、何度も読み返し、解釈した。

（2）分析方法

②①のデータ群間で、継続比較を行った。本研究における継続比較とは、患者側研究参加者の語りの経験の発端となった健康問題と受診動機、初診時・治療中・治療終了時といった時間的経過ごとの経験の比較や、事例ごと、患者間や医療者間での比較、患者と医療者の対応するデータの比較、患者と医療者の組み合わせを互いに比較することであった。

③継続比較により、治療経過ごとで生じていた患者と医療者の間の相互作用が、具体的にどのような行為や解釈で構成されていたのか、患者と医療者双方の行為や解釈の特徴をみた。

④特徴をみる際には、レズビアン・バイセクシュアル女性である患者とその医療者の相互作用の過程において、まず患者が医療者のどのような行為を捉え、反応していたか、そして患者と医療者各々がそれらの行為をどのような意図を持って行っていたのかに注目した。

⑤とくに、行為とは行為主体者の内的な判断を伴い、行為主体者の意志・目的の現れであるとの視点から、本研究で患者が支えられたと感じた医療者の行為の実践に先立つ患者に対する医療

者の判断と行為の目的、そして患者が観察した医療者の行為を捉えた。

⑥分析の途中経過に、看護学領域と哲学領域の研究者からスーパーバイズを受けながら分析を進めた。分析過程ではシンボリック相互作用論（Blumer, H. 1969）に加え、Walker, L. O.と Avant, K. C.（2008）の「看護における理論構築の方法」と、相互作用過程の構成を検討する段階で、社会構成主義（Gergen, K. J. 2004）を参照した。

3. 倫理的配慮

本研究ではデータ収集の過程で、レズビアン・バイセクシュアル女性である患者側研究参加者の承諾のもとに、研究参加者がレズビアン・バイセクシュアル女性であることを間接的に医療者に伝えることになる。研究参加者に対して、本研究でおこなうこうした手順を充分に理解してもらえるよう説明をし、研究参加にあたって熟慮して決定してもらえるような時間的余裕を提供した。レズビアン・バイセクシュアル女性であることの公表は、単に個人情報の開示というだけにとどまらず、公表によって、当事者に不利益が及ぶ可能性が考えられ、こうした可能性について、当事者は充分に理解して生活していることが多い。しかしあらためて、本研究に参加することは、研究参加者が自発的意思に基づいてその可能性を自ら負うことを意味することを、説明した。次に、研究参加者への不利益の可能性を認識してもらった上で、研究者が準備している研究参加者の不利益の可能性を最小にするための以下のような倫理的配慮を、説明した。

研究の説明にあたっては、ご協力のお願い（別紙2）、この研究の倫理的配慮について（別紙3）、ご協力のお願い書：研究協力依頼書（別紙4）を配布し、口頭で説明を加えた。研究者がこれまでの研究活動を通じ、インターネットや出版物などでレズビアン・バイセクシュアル女性に対する健康相談事業をおこなってきた過程や、修士課程での研究で同様の倫理的配慮を行った経験があることも、併せて伝えた。

（1）不利益を受けない権利の保障

インタビューガイドの作成や実際のインタビューにあたっては、研究参加者が抵抗感・不快感を持ったり、同性愛差別や女性差別、同性愛嫌悪を感じたりするようなことがないように、現在、雑誌やインターネット上で知られているレズビアン等への差別的でない言葉を、用いるようにした。

研究参加者が研究の途中や後で心理的負担を感じた場合は、研究者に直接、もしくは直接的には気持ちを表明することが難しい場合にはスーパーバイザーに伝えることもできるように、研究スーパーバイザーの存在と連絡先を伝えた。また心理的負担等を相談したくなった場合には、相談機関や当事者支援団体につながることが可能なように、研究参加者を募る際の紹介元団体に相談機能を持つ団体を含め、研究参加者に対してこれらの機関に関する情報を準備した。

（2）研究目的、内容を知る権利の保障

研究テーマ・目的を明記した「ご協力のお願い」「この研究の倫理的配慮」「ご協力のお願い書：研究協力依頼書」（別紙2・3・4）の資料3点を用いて、直接口頭で説明し、質問の時間を持った。完成した論文の内容を発表する際は、抄録などその内容をみることのできる方法をインターネット上の研究者が作成した情報提供用Webサイト※を通じて、情報提供することを伝えた。

（3）プライバシー、匿名性、機密性保持の権利の保障

守秘性を保証するために記録はすべて匿名であり、研究者以外が音声データを聞くことはないことと、逐語録やメモなどのインタビュー全体の内容を示すデータは、研究者とスーパーバイザー以外の者が直接見ることはないことを伝えた。データは研究者の自宅と研究室に分けて、施錠した上で保管することを伝えた。

すべての連絡は、研究参加者の希望する方法と連絡先を通じて行うこと、インタビューは支援団体

※——インターネット上に情報ページを準備した。http://machiiinaa.net/

の貸室か、公立女性センターの会議室などの個室で行えること、会場内の案内掲示は大学名で行い、インタビューの際に会場側にテーマや研究者個人名が公表されることがないようにする事などを伝えた。

研究は学位論文としてまとめる他、学会等に投稿すること、このため研究結果は印刷媒体や電子媒体として発表されるが、どのような場合も個人が特定されることはない形で発表することを伝えた。経験が非常にまれな内容の場合には、細部を曖昧に表現するなどして、内容の真実性を損なわないようにしつつ個人が特定されることがないよう、表現を工夫することを伝えた。

(4) 自己決定の権利の保障

以上のように計画しているが、個々の希望を聞き、相談する姿勢を面接の度に伝えた。研究のどの段階でも、いつでも研究参加を拒否・辞退・中断・延期できることを文書と口答で説明し、これらを明記した用紙に研究者と参加者の両方が承諾の署名をするようにした（別紙5・8）。研究参加の拒否・辞退・中断・延期を研究者に直接伝えにくい場合、研究スーパーバイザーに伝えることができることを説明した。

研究参加の意思決定の期間は、研究についての説明を研究者がおこなってから1カ月以上をかけた。とくに、患者側研究参加者に対しては、自らのインタビューのみでなく、かかわった医療者への照会許可を得るまでに、患者側研究参加者と出会う方法②c（142頁）のとおり説明をおこない、承諾までに十分な期間を持った。早期に研究参加の承諾を得られた場合でも、経過の中で研究参加の辞退や中断ができることを再度伝え、十分な期間（1カ月以上）の後に、医療者への照会許可書を作成し、署名をあらためて依頼するようにした。

一方、医療者側研究参加者に対しても、「ご協力のお願い」「この研究の倫理的配慮」（別紙2・3）をもとに不利益を受けない権利、研究目的・内容を知る権利、プライバシー・匿名性・機密保持の権利、自己決定の権利、各々の保障について説明した。特に研究成果を公表する際には、医療者個人だけでなく、医療機関が特定されないような形で発表すること、インタビュー内容が非常にまれな内容の場合は、特定される可能性によって不利益が生じないように表現を工夫すること等を、口頭で説明し同意を得た。

また本研究は、本学倫理委員会の承認を得て行った。

あとがき

本書の大部分は、筆者の博士論文（神戸市看護大学大学院看護学研究科博士後期課程）のために行った研究によっている。本研究に参加してくださった研究参加者の皆さまと、研究参加者を募る際にご協力いただいた団体関係者の皆さまに、心よりお礼申し上げます。

筆者は日本で初めて、２００７年にＬＧＢＴ（レズビアン・バイセクシュアル・ゲイ・トランスジェンダー）をタイトルにした著書を刊行した。今ではＬＧＢＴというカテゴリー化を促進するよりも、ＳＯＧＩ（性的指向・性自認 Sexual Orientation Gender Identity）の語を用いることも増えてきた。社会の認識を深めるために、どのような用語を用いることが適切か、執筆の際には熟考する。しかし正直に吐露するなら、現在も未だ、「レズビアン」をあえて筆頭に掲げたＬＧＢＴＱｓなどの語には、特別な重要性を感じる。筆者が「レズビアン」の健康を生涯の研究テーマに決めたのは、自身の最も大切で心から愛情を注ぐ家族や友人が、レズビアンであったことが大きな理由であった。ミソジニーが強く、女性が尊重されにくく、ジェンダーギャップの大きな社会にあって、愛情や尊敬を女性に注ぐレズビアンの生きづらさと、その心身の健康の維持がいかに危機にさらされるかを、間近に見てきた。医療従事者、研究者となったのは30～40代であったが、この問題を研究テーマにせずにはいられなかった。

そして、そんな研究の問いを追究する道を拓いてくれたのが、看護学であった。看護学は「人間の学」と言われ、学際的かつ方法論も多様で、多くの人の知的意欲に応えてくれる。しかし一方では、新興の学問ゆえに未知なものへの学術的警戒心や、時にアクティビズムに関連すると出る杭を打つ風潮も感じる。そんなことが影響しているのかどうかはわからいが、筆者以降、レズビアンヘルスをテーマにした博士論文は日本の看護界では未だ書かれていないようである。日本でも、看護を始めとした健康に関わる研究機関で、若い研究者たちが、自分らしく、レズビアンの健康問題を研究テーマに取り組める環境を整えたいと、切に願う。本書がその「入門」書になれば、これ以上の喜びはない。

看護以外に目を向けると、日本では２０１５年頃からＬＧＢＴという語が普及したり、本書でも触れている同性パートナーを巡っても、同じ頃から自治体で同性パートナーシップ認証制度が始まったり、社会の潮目は確実に変わってきたと思う。２０１９年には国を相手に全国で同性婚を求める訴訟も起こっている。裁判の行方とは別に、同性婚が政治的に決着（法制度化）するかどうかも、注目を集めている。東京都では「東京都オリンピック憲章にうたわれる人権尊重の理念の実現を目指す条例」が策定され、性自認及び性的指向を理由とする不当な差別の解消等が推進されているところである。国政レベルでも、性的指向や性自認による困難の解消を求め、法制定を働きかける動きが活発化している。

ＬＧＢＴというカテゴリーをあえて用いるならば、筆者自身もバイセクシュアル当事者であるが、それ以上に現代社会の一員として、こうした潮流に微力でもさらにできることは何だろうかと、考えずにはいられない。今後も看護学者、実践家、当事者として、論を深め、歩みを進めていきたい。

最後に、本書は博士課程研究に取り組む環境を整えてくださった神戸市看護大学（当時）の高田昌代先生、二宮啓子先生、松葉祥一先生、藤代節先生、池川清子先生はじめ大学の皆様の支えがあって成り立ったものです。また研究の完成と出版に当たっては、広島修道大学の河口和也さん、晃洋書房の井上芳郎さん、そして研究の継続と発展を今も見守ってくださっている国立社会保障・人口問題研究所の釜野さおりさん、今は解散してしてしまったクィア学会の幹事会の皆さん。日本女性学研究会で出会い「コメンテーター制度」によって名もなき研究者に力をつけてくださった古久保さくらさんはじめ皆さんや、有田啓子さん、竹岡篤永さん、桂容子さん、そして堀江有里さん、掛札悠子さん、池田久美子さん。サンフランシスコ州立大学の Mickey Eliason と Amy Sueyosi さん。ＬＧＢＴ法連合会の神谷悠一事務局長はじめ皆さん。レズビアンのために力を貸してくださった全ての仲間と、これまで道を耕してこられた先達に、心からの感謝を捧げます。

２０２０年４月

藤井ひろみ

《著者紹介》

藤井ひろみ（ふじい　ひろみ）

1967生．大手前大学現代社会学部教授．

専門は看護学，助産学，女性学，クィアスタディーズ．看護学博士．

神戸市看護大学大学院准教授，慶應義塾大学看護医療学部教授を経て現職．

NPO 女性とクィアのためのリソースセンター QWRC 監事，性的指向および性自認等により困難を抱えている当事者等に対する法整備のための全国連合会（LGBT 法連合会）共同代表．

レズビアンヘルスと看護研究

――レズビアン・バイセクシュアル女性が安心して受けられる医療・健康支援とは――

2020年7月30日　初版第1刷発行　　＊定価はカバーに表示してあります

著　者　藤井ひろみ©

発行者　萩原淳平

印刷者　田中雅博

発行所　株式会社　晃洋書房

〒615-0026　京都市右京区西院北矢掛町7番地

電話　075(312)0788番(代)

振替口座　01040-6-32280

装丁　高石瑞希　　印刷・製本　創栄図書印刷㈱

ISBN 978-4-7710-2841-8

文献リスト

引用文献

朝倉京子（2002），「セクシュアリティに対する態度」尺度の開発に関する研究，日本保健医療行動科学学会年報，17，85-113.

アムネスティ・インターナショナル（2003）／アムネスティ・インターナショナル日本ジェンダーチーム（2003），セクシュアリティの多様性を踏みにじる暴力と虐待——差別と沈黙のはざまで——2，現代人文社.

有田啓子，藤井ひろみ，堀江有里（2006），交渉・妥協・共存する「ニーズ」——同性間パートナーシップの法的保障に関する当事者ニーズ調査から——，女性学年報，27，4-28.

Barbara, A. M., Quandt, S. A., & Anderson, R. T. (2001), Experiences of Lesbians in the Health Care Environment. Women & Health, 34(1), 45-62.

Bauer, G. R., & Welles, S. E. (2001), Beyond Assumption of Negligible Risk: Sexuaiiy Transmitted Diseases and Women Who Have Sex With Women. American Journal Of Public Health, 91(8), 1282-1286.

Benner, P., & Wrubel, J. (1989)／難波卓志（1999），現象学的人間論と看護（第一版），医学書院.

Bernhard, L. A. (2001), Lesbian Health and Health Care. Annual Review of Nursing Research, 19, 145-177.

Bradford, J., Ryan, C., & Rothblum, D. (1994), National Lesbian Health Care Survey; Implications for Mental Health Care. Jounal of Consulting and Clinical Psychology, 62(2), 228-242.

Clear, G. M., & Carryer, J. (2001), Shadou dancing in the wings: Lesbian Women talk about health care. Nursing Praxis in New Zealand, 17(3), 27-39.

Derlega, V. J., Metts, S., Petronio, S., et al., (1993)／斉藤勇（1999），人が心を開くとき・閉ざすとき——自己開示の心理学——，金子書房.

Dewey, J. (1938)／市村尚久（2004），経験と教育（第一版），講談社.

Dolan, K. A. (2003), Nuances and shifts in Lesbian women's constructions of STI and HIV vulnerability. Social Science and Medicine, 57, 25-38.

Evans, D. (2000), Homophobia in evidence-based practice. Nurse Researcher, 8(1), 47-52.

Faderman, L. (1991)／富岡明美，原美奈子（1996），レズビアンの歴史（第一版），筑摩書房.

Faderman, L., Ramirez, H. R., Ratter, Y., et al., (2007), Gay Lesbian Bisexual Transgender Events 1848-2006. California, Salem Press.

Fineman, M. A. (2004)／穐田信子，速水葉子（2009），ケアの絆——自立神話を超えて——，岩波書店.

Fishman, S. J., & Angerson, E. H. (2003), Perception of HIV and Safer Sexual Behaviors Among Lesbian. Jounal of The Association of Nurses in AIDS Care, 14(6), 48-55.

Freire, P. (1970)／小沢有作（1979），被抑圧者の教育学（第一版），亜紀書房.

藤井宏明（2005），福祉系学生とその保護者に対する同性愛の重要に関する意識調査，日本性科学学会誌，23(1)，30-36.

藤井ひろみ（2006），WSW（Women who have sex with women）のウィメンズヘルスサービスにおける経験，神戸市看護大学大学院修士課程2005年度修士論文.

藤井ひろみ（2008），女性と性交渉を持つ女性の産婦人科での経験，論叢クィア，1，99-119.

古川誠，赤枝香奈子（2006），戦前期同性愛関連文献集成第１巻，不二出版.

Gergen, K. J. (1994)／永田素彦，深尾誠（2004），社会構成主義の理論と実践——関係性が現実をつくる——（第一版），ナカニシヤ出版.

林貴美（2004），国際カップルに対する法的保護の現代的動向と国際私法，国際私法年報，6，138-165.

Hitchcock, J. M., & Wilson, H. S. (1992), Person risking: Lesbian

self-disclosure of sexual orientation to professional health care providers. Nursing Research, 41, 178-183.
平田利明（2007），同性愛者へのサポートを考えるキーワード――ホモフォビア――，藤井ひろみ，桂木祥子，筒井真樹子，はたちさこ（編），医療・看護スタッフのためのLGBTIサポートブック（18-29），メディカ出版.
肥留間由起子（2003），近代日本における女性同性愛の「発見」，解放社会学研究，17，9-32.
本庄恵子，黒田裕子，西村ユミ，他（2002），慢性期患者との相互作用場面における看護者の即座の行為に関する研究，日本赤十字看護学会誌，2（1），61-69.
堀江有里（2003），人権施策の動向と包括的言語の陥穽――「性的指向」概念導入とジェンダー非対称性――，花園大学社会福祉学部紀要，11, 66-76.
堀江有里（2006），「レズビアン」という生き方――キリスト教の異性愛主義を問う――，新教出版社.
Hyde, S. (2007), Coming Out and Win. Boston; Beacon Press.
International Council of Nurses (2006), The ICN Code of Ethics for Nurses. ICN.
石谷真一（2007），自己と関係性の発達臨床心理学――乳幼児発達研究の知見を臨床に生かす――，培風館.
石垣和子，岩崎弥生，正木治恵，他（2008），日本文化型看護学への序章――実践知に基づく看護学の確立と展開――，国立大学法人千葉大学大学院看護学研究科　千葉大学21世紀COEプログラム　日本型看護学の創出・国際発信拠点.
掛札悠子（1992），「レズビアン」である，ということ，河出書房新社.
風間孝，キース・ヴィンセント，河口和也（1998），実践するセクシュアリティ――同性愛／異性愛の政治学――，動くゲイとレズビアンの会.
風間孝，河口和也，菅原智雄，他（2000），男性同性愛者のHIV／エイズに

ついての知識・性行動と社会・文化的要因に関する研究（第一報）——性的空間利用，エイズへの関心，HIV 感染者との交流の観点から——，日本エイズ学会誌，2(1)，13-21.
風間孝（2009），同性愛への「寛容」をめぐって——新たな抑圧のかたち——，好井裕明（編），排除と差別の社会学（103-119），有斐閣.
風間孝，河口和也（2010），同性愛と異性愛，岩波書店.
河野哲也（2006），〈心〉はからだの外にある——「エコロジカルな私」の哲学——，NHK ブックス.
見城道子，野村志保子，飯田澄美子（2005），看護師と患者の相互作用の構造に関する研究——心臓カテーテル検査・治療のオリエンテーション場面の関わり——，日本看護学教育学会誌，15(1)，41-57.
木原正博，木原雅子，内野英幸，他（2000），日本人の HIV／STD 関連知識，性行動，性意識についての全国調査，平成11年度厚生科学研究費補助金エイズ対策研究事業「HIV 感染症の疫学研究」研究報告書，565-583.
Kuang, M. F. (2006), The study of mental health and lesbian gender in Japan and Taiwan: Focus on understanding and suport (22-32)，九州大学2006年度博士課程論文.
廣梅芳（2005），日本人女性のメンタルヘルスおよび性的指向——リサーチツールとしてインターネットを使用した場合——（Mental health and sexual orientation of females in Japan: Using the Internet as a research tool），心理臨床学研究，23(2)，256-260.
熊野道子（2002），自ら進んで自己開示する場合と尋ねられて自己開示する場合との相違，教育心理学研究，50，456-464.
Leininger, M. M. (1992)／稲岡文昭（1995），レイニンガー看護論——文化ケアの多様性と普遍性——，医学書院.
Madrin, E. (2000)，フェミニズム研究におけるフォーカスグループ，Denzin. N. K., & Lincoln, Y. S. (1998)／平山満義，伊藤勇，大谷尚（2006），質的研究ハンドブック３巻（227-241），北大路書房.
正木治恵，清水安子，田所良之，他（2005），「日本型対人援助関係の実践

知の抽出・統合」のための理論的枠組みの構築，千葉看護学会会誌，11(1)，55-62.
Marrazzo, J. M., Koutsky, L. A., Eschenbach, D. A., et al., (2002), Characterization of Vaginal Flora and Bacterial Vaginosis in Women Who Have Sex with Women. The Journal of Infection Disease, 185 (1), 1307-1313.
McHale, J., & Gallagher. A. (2003)／伊部俊子，竹花富子 (2006)，看護と人権（第一版)，エルゼビア・ジャパン.
McNair, R. (2003), Lesbian health inequalities: a cultuaral mainority issue for health professionals. Medical Journal of Australia, 178, 643-645.
三好陽子，堀内貴世，天野瑞枝，他 (2006)，看護者の対応によって生じる脳血管障害患者の回復過程への影響，医学と生物，150(11)，402-412.
Montgomery, C. L. (1993)／神郡博，濱畑章子 (1995)，ケアリングの理論と実践（第一版)，医学書院.
夏目美貴子 (2006)，苦痛を伴う慢性疾患患者にかかわる看護師の共感プロセスに関する研究，医学と生物，150(7)，257-266.
日本看護協会編 (2003)，看護の基本的責務——基本と倫理——，日本看護協会出版会.
日本助産師会 (2006)，助産師の声明，日本助産師会.
野中千春，樋口まち子 (2010)，在日外国人と看護師との関係構築プロセスに関する研究，国際保健医療，25(1)，21-32.
小口孝司 (1990)，聞き手の“聞き上手さ”・“口の軽さ”が開示者の好意・開示に及ぼす効果，心理学研究，61(3)，147-154.
大江秀一 (2005)，世界に広がる同性カップルの「認知」⑤日本などでアジアでも課題に——カナダは同性婚認め，豪州はパートナーで対応——，厚生福祉，2-5.
Randall, C. E. (1989), Lesbian phobia among BSN educators. The Journal of Nursing Education, 28(7), 302-306.
Rice, P. R., & Ezzy, D. (1999)／木原雅子，木原正博，京都大学ソシオ・エピ

デミオロジー研究会（2007），ヘルスリサーチのための質的研究方法――その理論と方法――，三煌社.
Riley, J. B. (2004)／渡部富栄（2007），看護のコミュニケーション（第一版），エルゼビア・ジャパン.
Robert, S. J. (2001), Lesbian Health Research: A Review and Recommendations For Future Reserch. Health Care For Women International, 22, 537-552.
Roberts, S. J., & Sorensen, L. (1999), Health Related Behaviors and Cancer Screening of Lesbians: from the Boston Lesbian Health Projec. Women & Health, 28(4), 1-12.
Ryle, G. (1949)／坂本百大，宮下治子，服部博幸（1987），心の概念（第一版），みすず書房.
斉藤笑子（2002），同性愛者と家族，東海法学，27，225-219.
佐々木理恵子（2006），入院時面接における看護師の言語応答に関する研究，日本赤十字看護学会誌，6(1)，71-84.
サンダース宮松敬子（2005），カナダのセクシュアル・マイノリティたち――人権を求めつづけて――，教育史料出版会.
品川由佳（2006），男性同性愛者に対するカウンセラーのクリニカル・バイアスとジェンダー――関連要員との関係――実験法によるカウンセラー反応の検討――，広島大学大学院教育学研究科紀要，3(55)，297-306.
Steven, P. E. (1993), Health Care Interactions As Experienced By Clients: Lesbian's Narratives. Communicating Nursing Research, 26(1), 93-100.
Steven, P. E., & Hall, J. M. (2001), Sexuality and Safer Sex: The issues for Lesbians and Bisexual Women. Jornal of obstetric gynecologic and neonatal nursing, 30(4), 439-447.
杉浦郁子（2008），女性カップルの生活実態に関する調査分析――法的ニーズを探るために，日本＝性研究会議会報，20(1)，30-54.
Sundeen, S. J., Rankin, E. A. D., Stuart, G. W., et al., (1998)／川野雅資，森千鶴（1999），看護過程における患者――看護婦関係（第一版），医学書院.

和田実（2008），同性愛に対する態度の性差——同性愛についての知識，同性愛者との接触，およびジェンダー・タイプとの関連——，思春期学，26(3)，322-334.

Watson, J. (1988)／稲岡文昭，稲岡光子（1992），ワトソン看護論——に人間科学とヒューマンケア——（第一版），医学書院.

Watson, J. (1999)／川野雅資，長谷川浩（2005），ワトソン21世紀の看護論——ポストモダン看護とポストモダンを超えて——（第一版），日本看護協会出版会.

Weslay, R. L. (1993)／小田正枝（1995），看護理論とモデル，HBJ 出版局.

柳原真知子（2000），看護学生のセクシュアリティとセクシュアリティ教育，東北大学医療技術短期大学部紀要，9(2)，161-173.

White, J. C. (1997), HIV Risk Assessment and Prevention in Lesbians and Women Who Have Sex With Women: Practical Information For Clinicians. Health Care for Women International, 18, 127-138.

Zingaro, L. (2007)／鈴木文，麻鳥澄江（2008），援助者の思想——境界の地に生き，権威に対抗する——，御茶の水書房.

参考文献

Bernhard. L. A., & Aplegate. J. M. (1999), Comparison of stress and stress management strategies between lesbian and heterosexual women. Health Care for Women International. 20(4), 335-47.

Birkholtz, M., & Blair, S. E. E. (1999), 'Coming Out' and its Impact on Women's Occupatinal Behaviour-a Discussion Paper. Journal of Occupational Science, 6(2), 68-74.

Blumer, H. (1969)／後藤将之（1991），シンボリック相互作用論——パースペクティブと方法——，勁草書房.

Boston Women's Health Book Collective (2005), Gender Identity and Sexual orientation. Boston Women's Health Book Collective, Our bodies ourselves: A new edition for a new era. (141-153), Boston, Boston Women's Health

Book Collective.
Brotman, S., Ryan, B., Collins, S., et al., (2007), Coming out to care: Caregivers of Gay and Lesbian Seniors in Canada. The Gerontokogical Society of America, 47(4), 490-503.
江原由美子（1997），社会的行為論の関係論的再構成――相互行為場面における「行為権能」論素描――，現象学・解釈学研（編），理性と暴力――現象学と人間科学――（249-260），世界書院.
江原由美子（2001），ジェンダー秩序，勁草書房.
Floyd, R. D. (2002)／戸田律子（2002），技術主義的なお産・人間性あふれるお産・ホリスティックなお産――お産を取り巻く３つのパラダイム――，日本助産学会誌，16(1)，78-89.
Ford, V. E. (2003), Coming Out Lesbian or Gay: A Potential Precipitant of Crisis in Adolescence. Journal of Human Behavior in the Social Enviroment, 8(2/3), 93-110.
藤井ひろみ（2006），女性と性交渉を持つ女性のウィメンズヘルスサービスにおける経験，神戸市看護大学大学院平成17年度看護学研究科実践看護学領域修士論文.
Gaberson, K. B., & Oermann, M. H. (1999)／勝原裕美子，増野園恵，井上真奈美，他（2002），臨地実習のストラテジー（第一版），医学書院.
Herdt, G. (1997)／黒柳俊泰，塩野美奈（2002），同性愛のカルチャー研究（第一版），現代書館.
日高庸晴（2000），日本人ゲイ男性の生育歴に関する研究――いじめ・自殺企図・性的虐待――，思春期学，18(1)，27-28.
Holloway, I., & Wheeler, S. (1996)／野口美和子（2000），フェミニストアプローチと質的研究，ナースのための質的研究入門（137-150），医学書院.
井田瑞江（2006），家族の多様化に関する質的研究――同性カップルを事例として――，2006年度（平成18年度）研究助成報告.
石丸径一郎（2005），性的マイノリティにおける受容体験と自尊心――カミングアウトの効果に関する実験的検討――，コミュニティ心理学研究，9

(1), 14-24.
石丸径一郎 (2008), 同性愛者における他者からの拒絶と受容——ダイアリー法と質問紙によるマルチメソッド・アプローチ——, ミネルヴァ書房.
釜野さおり (2008), レズビアン家族とゲイ家族から「従来の家族」を問う可能性を探る, 家族社会学研究, 20(1), 16-27.
木原正博, 木原雅子, 内野英幸, 他 (2000), 日本人のHIV／STD関連知識, 性行動, 性意識についての全国調査,「教育アンケート調査年鑑」編集委員会編, 教育アンケート年鑑2000年版下 (117-135), 創育社.
King, I. M. (1981)／杉森みど里 (1985), キング看護理論, 医学書院.
Kim, H. S. (2000)／上鶴重美, 原田裕子 (2003), 看護学における理論思考の本質 (第二版), 日本看護協会出版会.
Klaus, M. H., & kennel, J. H. (1982)／竹内徹 (1985), 親と子の絆, 医学書院
LeVay, S. (1996)／伏見憲明 (監修) 玉野真路, 岡田太郎 (2002), クィア・サイエンス, 勁草書房.
McNair, R. (2003), Outing Lesbian in Medical Education. Women & Health, 37(4), 89-103.
見田宗介, 栗原彬, 田中義久 (1994), 社会学事典, 弘文堂.
Spargo, T. (1999)／吉村育子 (2004), フーコーとクイア理論, 岩波書店.
Strauss, A., & Corbin, J. (1998)／操華子, 森岡崇 (2004), 質的研究の基礎——グラウンデッド・セオリー開発の技法と手順—— (第二版), 医学書院.
杉浦郁子 (2004), レズビアンであることを選択するまで——ある女性のライフストーリーから——, 中央大学社会科学研究所年報, 8, 143-158.
杉浦郁子 (2010), 動性指向／性別違和を伝える, 武蔵野大学社会学部社会学科社会調査実習 (2009年度) 調査報告書.
Travelbee, J. (1971) ／長谷川浩, 藤枝知子 (1974), 人間対人間の看護, 医学書院.
上野千鶴子 (1990), 家父長制と資本主義——マルクス主義フェミニズムの地平——, 岩波書店.

Uldall, K. K., & Palmer, N. B. (2004), Sexual Minorities and Mental Health: The Need for Public Health response, Hellman, R. E., & Drescher, J., Handbook of LGBT Issues in Community Mental Health (11–24), NY, The Haworth Press.

Woods, N. F. (1984)／稲岡文昭，小玉香津子，加藤道子，他 (1993)，ヒューマン・セクシュアリティ，日本看護協会出版会.

資　料

（倫理審査提出書類）

以下の文書は全て筆者が所属する研究機関の倫理委員会の審査を経たものです。

レズビアン・バイセクシュアル女性と保健医療従事者の相互作用に関する研究
ご協力のお願い

突然のご連絡で恐縮です。私はかねてより、女性のセクシュアリティへの支援について研究し、そして今、[redacted]にて、「レズビアン・バイセクシュアル女性と保健医療従事者の相互作用に関する研究」というテーマに取り組んでおります。

日本では、レズビアンやバイセクシュアルの女性たちが、保健や医療の中で、看護師・保健師・助産師や医師といった保健医療従事者と、どのようなやりとりを経験しているのか、ほとんど知られていません。また反対に、レズビアンやバイセクシュアルの女性と出会い、看護や医療を提供した保健医療従事者の声も、ほとんど聞くことができません。私は、レズビアンやバイセクシュアルの女性が、保健・医療サービスを快適に受けられる環境を整えたいと考えています。そしてそのためには、レズビアンやバイセクシュアルの女性たちと保健医療従事者のあいだで、どのような関わりがあると良いのか、そのモデル像を検討する必要があると思いました。

◆◆研究に参加してくださる方をご紹介していただけませんか？◆◆

貴団体がかねてより、レズビアン、バイセクシュアルの女性への支援をおこなっておられることを、身近に見聞きしてまいりました。そこで、もしよろしければ添付しておりますこの研究のお願い文書を、貴団体のフライヤースペースに置いていただいたり、もしくは、スタッフの方やそのお知り合いの方の中で、この研究に参加していただけそうな方がおられましたら、ご紹介いただけないでしょうか？

研究にご協力いただきたい方といいますのは、**看護師・保健師・助産師や医師などの保健医療従事者から「レズビアン、またはバイセクシュアル女性を支援する関わりだった」と思える対応を経験なさったレズビアン・バイセクシュアルの自認のある女性**です。その方の同意がいただければ、そうした経験について、お話を聞かせていただき、また、可能ならばそうした経験の相手である医療従事者にも、インタビューをお願いする計画でおります。研究にご参加いただけた方に関する記録は、プライバシー保護のため厳重な管理をいたします（詳しい内容は「資料：この研究の倫理的配慮」に記しています）。インタビューの時間は、長くとも 90 分程度で２～３回を予定しています。インタビュー場所は、貴団体や地域の女性センターの会議室などをお借りするか、できるだけお話いただく際にリラックスでき、かつ、便利な施設を、研究にご参加いただける方とご相談し、準備いたします。完成した研究論文は、[redacted]として提出する他、学会等でも発表する予定です。いかなる発表の際にも、個人が特定されることはありません。

多様な女性のセクシュアリティと健康を応援したい、という思いでこれまでも研究や活動に取り組んでまいりました。このような意をお汲みいただき、ご協力、ご紹介いただければ幸いです。何卒よろしくお願いいたします。

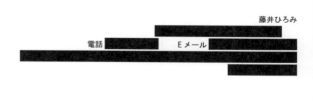

藤井ひろみ
[redacted]
電話[redacted]　Eメール[redacted]
[redacted]

別紙２）ご協力のお願い(個人用)

レズビアン･バイセクシュアル女性と保健医療従事者の相互作用に関する研究　ご協力のお願い

こんにちは。私は藤井ひろみと言い、[redacted]で、女性のセクシュアリティへの支援について研究している者です。そして今、「レズビアン･バイセクシュアル女性と保健医療従事者の相互作用に関する研究」というテーマで、研究に取り組んでいます。

日本では、レズビアンやバイセクシュアルの女性たちが、保健や医療の中で、看護職者や医師らと、どのようなやりとりを経験しているのか、ほとんど知られていません。また反対に、レズビアンやバイセクシュアルの女性と出会い、看護や医療を提供した保健医療従事者の声も、ほとんど聞くことができません。私は、レズビアンやバイセクシュアルの女性が、保健・医療サービスを安全快適に受けられる環境を整えたいと考えています。そのためには、今回、レズビアンやバイセクシュアルの女性たちが保健医療従事者とのかかわりにおいて、サポートされたと感じられたご経験についてお話をお聞きし、どのような関わりがあると良いのか、そのモデル像を探っていく必要があると思いました。

◆◆お願いしたいこと ◆◆

レズビアン、バイセクシュアルの女性であるという自認のある方にお尋ねいたします。あなたは、看護師・保健師・助産師や医師などの保健医療従事者から、「レズビアン、またはバイセクシュアル女性を支援する関わりだった」と思えるような対応をされた経験を、なさったことはありますか？　①もしそうした経験をお持ちなら、どうかそのお話を聞かせていただけませんか？　②そして可能ならば、「レズビアン、またはバイセクシュアル女性を支援する関わりだった」と感じられた対応をした保健医療従事者を、ご紹介していただけないでしょうか？　そして、③お話をお聞きする際に、ご承諾いただければ、お話の内容をより正しく記録して分析できるように、テープに録音させていただきたいと考えています。

その上で、お約束することには、以下のようなことがあります。(1)テープや記録物は、プライバシー保護とあなたの不利益にならないことを目的に、厳重な管理をいたします（詳しい内容は「資料：この研究の倫理的配慮」をご覧下さい）。(2)インタビューの時間は、長くとも90分程度で２～３回を予定しています。場所は、支援センターや女性センターなどの貸室を借りるか、あなたがリラックスでき、ご利用いただきやすい場所をご相談して、準備いたします。(3)完成した研究論文は、[redacted]として提出する他、学会等でも発表する予定ですが、いかなる発表の際にも、個人が特定されることはありません。

多様な女性のセクシュアリティと健康を応援したい、という思いでこれまでもこれからも、長く研究や活動に取り組んでまいります。このような意をお汲みいただき、ご協力いただければ幸いです。この研究に関するご質問は、下記連絡先までお願い致します。

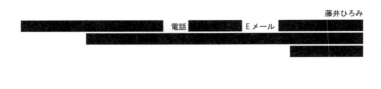

藤井ひろみ

[redacted] 電話 [redacted] Eメール [redacted]

資料：この研究の倫理的配慮

「レズビアン・バイセクシュアル女性と保健医療従事者の相互作用に関する研究」にご参加いただく方に対しては、研究倫理によって、次のような権利が保障されています。

①研究目的・内容を知る権利の保障
②不利益を受けない権利
③プライバシー、匿名性、機密性確保の権利の保障
④自己決定の権利の保障
などです。

この研究でこれらの権利をどのように保障しているかを、この資料でご説明します。

★研究目的・内容を知る権利の保障

研究テーマ・目的や内容は、研究依頼書「レズビアン・バイセクシュアル女性と保健医療従事者の相互作用に関する研究：ご協力のお願い」と書かれたプリントと、「研究ご協力のお願い書」と書かれた冊子に記しています。内容は、直接にご説明させていただきます。また、目的・内容に関する質問は、いつでもお受けいたします。

研究は、[redacted]としてまとめる他、学会などに発表し、印刷媒体や電子媒体として保存されます。完成した論文はお渡しし、また、論文が出版される際には、その情報を[redacted]http:/[redacted]を通して、お伝えいたします。

★不利益を受けない権利

インタビューにあたっては、話したくないと思われることは、話していただく必要はありませんし、いつでも中止することができます。またこの研究に参加することについて、ご心配などがあれば、研究者もしくは研究スーパーバイザー（末尾に連絡先を記載しています。[redacted]）まで、ご連絡いただけます。個人的にカウンセリングなどの方法をとって相談したいという思いをもたれた場合は、レズビアンやバイセクシュアル女性のための電話相談（無料）や、女性のためのカウンセリング機関や医療機関（いずれも有料）の情報提供の準備をしております。

★プライバシー、匿名性、機密性確保の権利の保障

守秘性を保証するため、記録物は私と研究スーパーバイザー以外の者が見ることはありません。研究に関する記録物は、研究者の大学の一室と、研究者宅に、施錠した上で管理いたします。

研究は、[redacted]博士論文としてまとめる他、学会などに発表し、印刷媒体や電子媒体として保存されますが、どのような場合も、個人が特定されない形で発表いたします。インタビューなどでお話しくださった内容が、非常にまれで個人が特定される可能性が高いと考えられた場合は、話の順番を変更するなど、お話の真実性を損なわないようにしながら表現を工夫することで、個人が特定されないようにいたします。

★自己決定の権利の保障

この研究へのご協力は、あなたの意思によってのみ、決定してください。特にこの研究についてお知りになってから、研究にご協力をいただくまでに、約１ヵ月程度、検討していただく時間をとるようにいたします。冊子「ご協力のお願い書」をご覧になって、研究参加の内容について、ご不明な点などがございましたら、何でもお気軽にご質問ください。約１ヵ月程度の検討期間の後で、決定していただくようにしております。また、研究への参加を承諾してくださった後でも、いつでもこの研究へのご協力は、辞退・中断・延期をしていただけます。研究者にお断りを伝えにくい場合は、研究スーパーバイザーにお伝えいただくこともできます。

また、この研究は、神戸市看護大学の倫理委員会の承認を得ておこなっております。

以上の内容で、ご不明な点やご質問は、研究者までお気軽にお尋ねください。これらの内容をお読みいただいた上で、研究にご協力いただける場合は、お手数ですが「研究参加承諾書」にご署名いただければ幸いです。

研究者：藤井ひろみ
[redacted]
電話 [redacted]
E メール [redacted]

別紙4）ご協力のお願い書：研究協力依頼書

ご協力のお願い書：研究協力依頼書

依頼研究者　藤井ひろみ

連絡先 [redacted]

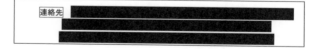

この冊子の内容

1．研究のテーマと目的

この研究は、「レズビアン･バイセクシュアル女性と保健医療従事者の相互作用に関する研究」というタイトルで、レズビアン･バイセクシュアル女性と保健医療従事者の相互作用をテーマにしています。

この研究の中でいう、レズビアン・バイセクシュアル女性とは、自分を「レズビアン」または「バイセクシュアル」であると考えている女性を意味しています。また、保健医療従事者とは、看護師、助産師、保健師ら看護職者と、医師のことです。そして、相互作用とは、病院などの保健医療機関で受診したレズビアンやバイセクシュアルの女性が、看護職者や医師たちとのやりとりのなかで、「レズビアンやバイセクシュアルの女性を支援している」ように感じた一連の過程を意味しています。

この研究は、レズビアンやバイセクシュアルの女性が支援されたと感じられた、看護職者や医師とのやりとりの中にどのような事柄があったのかを明らかにすることを目的とし、レズビアンやバイセクシュアルの女性が、健康を守るための支援をより得られるようにすることを目指しています。

2．この研究への参加のお願い

レズビアンやバイセクシュアル女性の方で、これまでに、身体的疾患やケガで保健医療機関を受診したか、入院した経験、もしくは、保健医療従事者から訪問を受けたり、保健機関での面接の経験があるかたで、その際に看護職者や医師たちとのやりとりが、レズビアン･バイセクシュアル女性を支援するものだという印象をもったご経験のある方。現在、日常生活に支障がない程度に健康な状態で、日本語での会話や筆談が可能な方に、以下のような研究参加のお願いをしています。

① レズビアン･バイセクシュアル女性を支援するものであるという印象をもった保健医療従事者とのやりとりについて、お話を聞かせていただけませんか？
② 「レズビアン、またはバイセクシュアル女性を支援するような」と感じられたやりとりがあった保健医療従事者を、ご紹介していただけないでしょうか？
③ お話をお聞きする際に、お話の内容をより正しく記録して分析できるように、テープに録音させていただいてよいでしょうか？

３．様々な研究参加のタイプ

またこの研究では、あなただけでなく、あなたへのインタビューの後に、「レズビアンやバイセクシュアル女性を支援するような」やりとりがあった保健医療従事者を紹介していただき、お話しをお聞きする計画をしています。

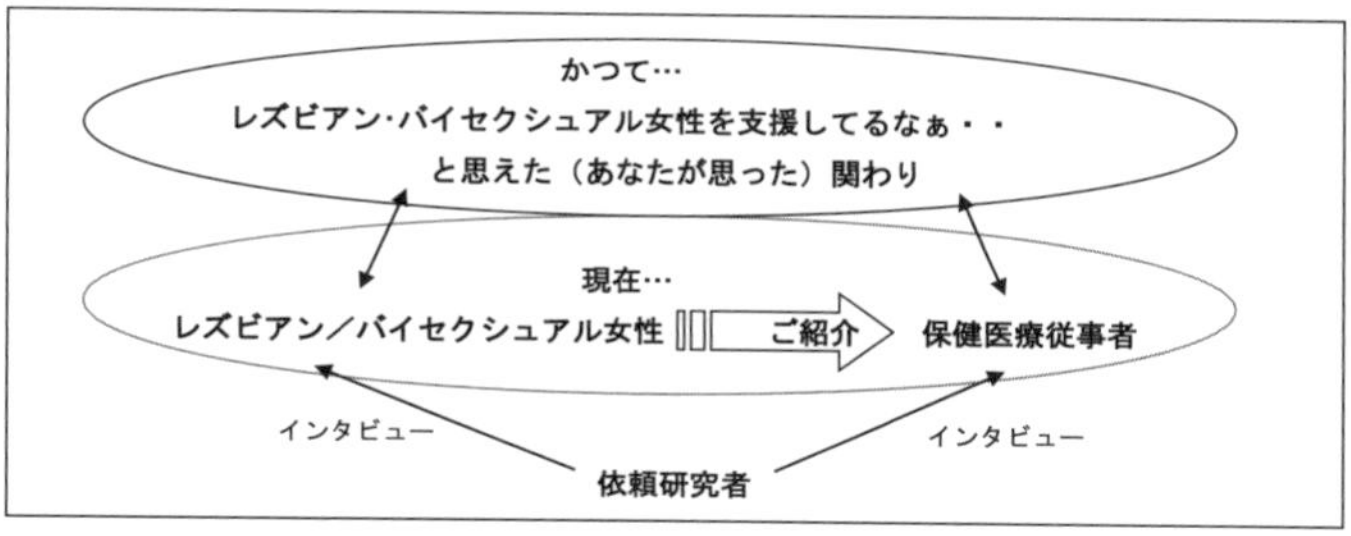

この際に、保健医療従事者に対して、紹介者である貴方のお名前を伝えて、インタビューをおこなうことは可能でしょうか。この際にはまず、保健医療従事者に対してあなたのお名前は伝えず、印象的な具体的場面をあげて、インタビューのお願いをいたします。別紙「照会許可書（見本)」をご覧ください。あなたのご承諾をいただけた場合に限り、「照会許可書」にご署名を頂きたいと思います。あなたにご紹介された保健医療従事者に「照会許可書」をお見せして、あなたからのご紹介のもとにのみ、依頼研究者がインタビューをお願いすることを、お伝えするために用います。照会許可書は依頼研究者が保管し、保健医療従事者にお渡しすることは致しません。

あるいは、「照会許可」がいただけない場合は、あなたへのインタビューのみを、研究の対象とさせていただきます。

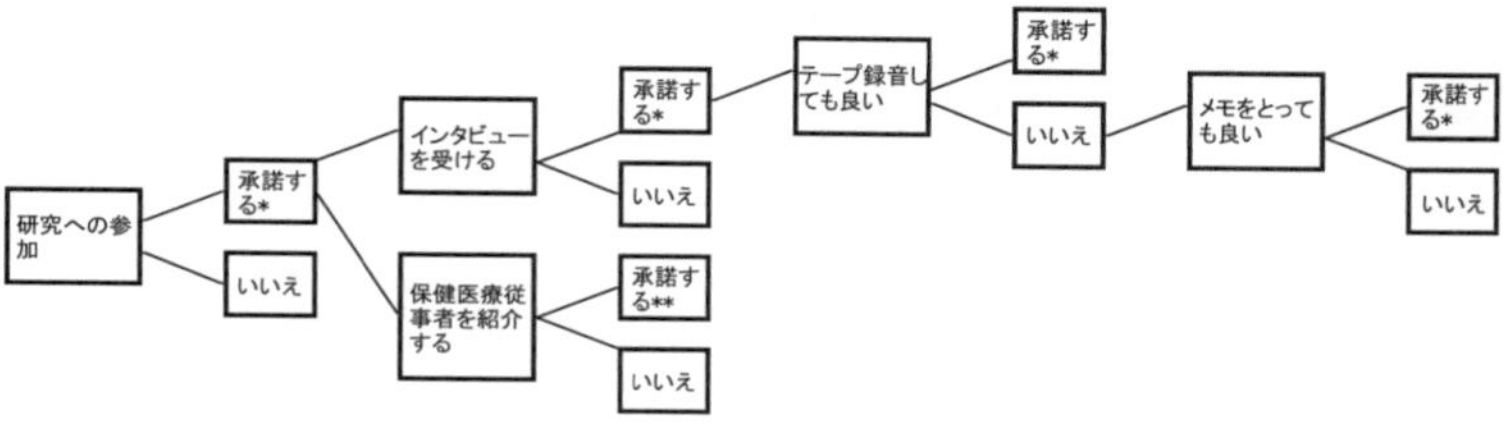

*は研究参加承諾書の該当欄へ、**は照会許可書への記入またはご署名をもって、その意思を記入していただくようお願いいたします。

４．参加の手順

この研究への参加をご検討いただける場合は、本日、ご説明をさせていただいてから、約１ヵ月程度考えていただいてから、お返事をお聞きするように計画をしています。およそ１ヵ月後をめどに、再会のお約束をさせていただけますでしょうか。日時、場所、依頼研究者からの連絡を受けていただける連絡方法について、教えてください。依頼研究者の連絡先は、この冊子の表紙と末尾に記しています。

この期間に、研究に関するご質問はいつでもお受けいたします。またいつでも、この研究へのご協力のご辞退・中断・延期の意思をお伝えいただけます。研究者に直接伝えにくい場合は、研究スーパーバイザーにお伝えいただくこともできます。研究スーパーバイザーの連絡先も、この冊子の末尾やチラシに明記しています。

研究に参加していただける場合は、インタビュー場所として、支援センターや女性センターなどの貸室を借りるか、あなたがリラックスでき、ご利用いただきやすい場所をご相談して、準備いたします。あなたのご都合の良い日に、90 分程度（長い場合）２～３回のインタビューをお願いいたします。保健医療従事者へのインタビューは、あなたへのインタビューが少なくとも１回は終わった後で、実施する予定です。

インタビューに際して、その後に個人的にカウンセリングなどの方法をとって相談したいという思いをもたれた場合などのために、レズビアンやバイセクシュアル女性のための電話相談（無料）や、女性のためのカウンセリング機関や医療機関（いずれも有料）の情報提供の準備をしています。記録物はすべて、依頼研究者と研究スーパーバイザー以外の者が見ることはありません。研究に関する記録物は、研究者の大学の一室と、研究者宅に、施錠して管理いたします。研究は、[redacted]としてまとめる他、学会などに発表し、印刷媒体や電子媒体として保存されますが、どのような場合も、個人が特定されない形で発表します。完成した論文はお渡しいたします。また、論文が出版される際の情報は、依頼研究者のホームページである「情報ページ」http://[redacted]上でお伝えします。

５．研究による利益と不利益

日本では欧米に比べて、レズビアンやバイセクシュアルの女性に関する研究は、おこなわれてきませんでした。日本に住むレズビアンやバイセクシュアル女性の意見はまだ、社会に反映されていません。健康という事柄をみると、日本のレズビアン･バイセクシュアル女性は、病院などを受診する際に、異性愛者であるかのように振舞う必要を感じて葛藤したり、受診を避けたりするという報告があります。また世界的にも、レズビアンやバイセクシュアルの女性に対する保健医療従事者の肯定的な関わりは、あまり知られていません。

この研究によって、レズビアンやバイセクシュアルの女性に対する保健医療従事者の心地よい関わりの過程が一部でも明らかになれば、多くの保健医療従事者にとって、レズビアンやバイセクシュアルの女性を不快に感じさせることなく、健康支援をする方法を学ぶことが可能になります。それによって、レズビアンやバイセクシュアル女性の健康の維持・増進に貢献することができます。また日本のレズビアン･バイセクシュアル女性の、健康に関する意見を、社会に伝えることにもつながります。

しかしそのためには、この研究に参加してくださるレズビアン･バイセクシュアル女性には、関わった保健医療従事者をご紹介していただくこととなります。その際に、お名前を保健医療従事者にお伝えすることとなります。それは間接的なカミングアウトとして、その保健医療従事者に受け取られる可能性があります。

あなたがほとんど他の人にカミングアウトをしていない場合はもちろん、既に公にカミングアウトをしておられる場合も、１回１回のカミングアウトごとに、ご本人のお気持ちや、相手の反応は異なります。そのため、参加された後のあなたのお気持ちや、相手の保健医療従事者の反応は、予測をすることが難しいものです。最悪の場合、話を聞いた保健医療従事者が、あなたに不利益を及ぼす可能性も、ないとは言えません。しかしこ

のような可能性は大変低いと依頼研究者は考えます。なぜなら、あなたとすでに、レズビアンやバイセクシュアル女性を支援するようなやりとりをこの保健医療従事者ができていたと思われること、そして、医療従事者は職務上知り得た患者の個人情報を漏洩することは禁じられているからです。しかし保健医療従事者からの不利益がまったくなかった場合でも、あなたが今後、再びその保健医療従事者のところに受診したいと考えた時に、今回のインタビューに応じたことで、受診しにくさや、受診時に以前と違う感覚することがあるかもしれません。逆に、より受診しやすく感じられるかもしれません。こうしたことは予測がつかず、予測がつかないことそれ自体が、研究に参加していただく方にとって、不利益であるともいえます。

６．不利益から参加者を守るための配慮

研究に参加する方に対しては、研究倫理によって、①研究目的･内容を知る権利の保障、②不利益を受けない権利の保障、③プライバシー、匿名性、機密性確保の権利の保障、④自己決定の権利の保障などの権利が保障されています。この研究でこれらの権利をどのように保障しているかは、別紙「この研究の倫理的配慮」でご説明しています。

また研究参加の後のご相談は、依頼研究者や研究スーパーバイザーにご連絡いただけます。さらに個人的にカウンセリングなどの方法をとって相談したいという思いをもたれた場合などのために、レズビアンやバイセクシュアル女性のための電話相談（無料）や、女性のためのカウンセリング機関や医療機関（いずれも有料）の情報を準備しています。相談機関の情報は、[redacted]にある相談･医療機関のものです。

また、研究への参加の意思表示は、本日の説明から約１ヵ程度検討していただく時間をとるように、計画しています。次回にお会いした時に、まず口頭で研究参加への承諾の意思をお聞きします。そして研究に参加していただける場合は、研究参加承諾書（この冊子の２ページ目に*印の用紙）に、研究への参加・インタビューを録音することの承諾・メモの承諾などを記入していただき、ご署名をいただきます。そして保健医療従事者のご紹介を承諾していただける場合のみ、照会許可書（同じく**印の用紙）の記入を、お願いすることとなります。これは、検討していただく時間をとることで、自由にご質問などをしていただけるようにすること、そして研究の不利益を防ぐように上記のような準備をしていることなどを、ご理解いただいただく時間的余裕を保障するためです。

７．連絡先一覧

[redacted]

研究参加者用控

研究に関する承諾について

「レズビアン･バイセクシュアル女性と保健医療従事者の相互作用に関する研究」にご協力をいただける場合は、以下の項目をお読みいただいて、ご署名をお願いいたします。

研究参加承諾書

- この研究は、レズビアンやバイセクシュアルの女性と、看護師や医師その他の保健医療従事者との間で経験された、「レズビアン･バイセクシュアル女性を支えるような関わり」にはどんなことがあったかを明らかにして、これからの保健医療のモデル作りをすることを、目的におこなっています。
- レズビアン･バイセクシュアル女性とは、自分のことをレズビアンか、バイセクシュアルであると考えている女性を意味しています。
- 研究に協力してくださる方には、不利益を受けない権利、研究目的・内容を知る権利、自己決定の権利の保証、プライバシー・匿名性・機密保持の権利があります（詳細については、別紙「この研究の倫理的配慮」をお渡しし、ご説明したとおりです）。
- 研究へは、ご自身の意志によって協力を決めていただき、協力のどの段階でも、辞退・中断・延期することができます。

１．上記の点を理解し、「レズビアン･バイセクシュアル女性と保健医療従事者の相互作用に関する研究」に参加することを

承諾する。

２．インタビュー内容をテープに録音することを（いずれかに○をしてください。）

承諾する　／　しない

３．インタビュー内容をメモすることを（いずれかに○をしてください。）

承諾する　／　しない

２００　　年　　月　　日

お名前：＿＿＿＿＿＿＿＿＿＿＿＿＿＿＿＿

研究者：＿＿＿＿＿＿＿＿＿＿＿＿＿＿＿＿

レズビアン･バイセクシュアル女性と保健医療従事者の相互作用に関する研究
ご協力のお願い

貴下ますますご清栄のこととお喜び申し上げます。

私は、[redacted]で、女性のセクシュアリティへの支援について研究している藤井ひろみです。

私はこれまで、レズビアンやバイセクシュアルの女性らの、保健医療機関での経験を聞き取り、論文にまとめました。その研究では、レズビアンやバイセクシュアル女性の多くは、レズビアンなどに対する偏見や差別を避けようとするあまり、病院を受診する際にも大きな不安を持ち、受診を避ける傾向があるということがわかってきました。そこで大学院博士後期課程では引き続き、レズビアン・バイセクシュアル女性の受診環境の改善を目指し、研究に取り組んでおります。特に今回の研究では、レズビアン・バイセクシュアル女性の方々から、「このようにケアされて良かった」と思えた経験をお尋ねし、実際に看護や治療にかかわられた医療従事者の方のインタビューとあわせて、どのような相互のかかわりやお気持ちの変化などがあったのか、などをお聞きしています。

このたび、貴方がかつて関わられた患者様が、この研究に参加してくださっております。そして、貴方の関わりによって「自分を含めたレズビアン／バイセクシュアル女性を支援されたように感じた」「ケアされて良かった」というようなお話を、私に語ってくださいました。そしてまた、そのケアを提供された貴方に、ご連絡をとることを許可してくださいました。つきましては、この患者様との関わりについて、保健医療従事者である貴方からお話をうかがいたく、突然のお願いをさせていただいた次第です。患者様からお預かりしました照会許可書は、お目にかかれる機会がもてました際に、携帯し、お示し致します。(ただし患者様のご希望によっては、患者様のお名前の公表は、控えさせていただく場合もございます。)

ご協力いただきたいことは、90分内程度の、1～2回のインタビューです。どのような関わりについてお話をお聞きしたいのか、その概要を私からご説明いたしますので、もし当該の患者様や関わりについて、何かご記憶に残っておられることなどがございましたら、お話いただければ幸いです。また当該の患者様や関わりについて、特にご記憶がない場合も、あなたのご承諾のうえで、特別の印象がないということを、ご自身のお言葉でお聞かせいただければ、研究の資料とさせていただきたいと存じます。なお、研究にご参加をいただける際には、この研究に参加することで知りえた情報に関する守秘の承諾を頂きますよう、お願い申し上げます。

またお話の内容は、内容をより正しく記録して検討できるように、ご承諾がいただけるならばテープに録音させていただきたいと考えております。テーなどの記録物は、厳重な管理をいたします。また完成した論文は、[redacted]として提出する他、学会等でも発表する予定でおりますが、いかなる発表の際にも、個人が特定されることはありません（詳しい内容は同封の「資料：この研究の倫理的配慮」に記しております)。

お手数をおかけいたしますが、本研究へのご協力に関するお返事を、別添「返信用書類」にご記入

いただき、同封の封書にて　　月　　日（　）までに、ご返送いただければ幸甚です。尚、本研究へのご協力に際し、貴方の上司へ依頼状などが必要な場合は、「返信用書類」の備考欄にその旨をお書きください。追って必要書類を貴方宛にお送りいたします。

日本では、性的少数者、とくに、レズビアンやバイセクシュアルの女性たちが、看護職者や医師らと、どのようなやりとりを経験しているのか、ほとんど知られていません。また反対に、レズビアンやバイセクシュアルである患者と出会い、看護や医療を提供した保健医療従事者の声も、表に出ることがありません。多様な女性の健康を支援できるよう、こうした状況を変えていきたいという思いで、本研究に取り組んでおります。このような意をお汲みいただき、ご協力いただければ幸いです。

本状とともに記念品（拙書）を同封しております。どうぞご笑納ください。

藤井ひろみ
[redacted]
電話 [redacted]　Eメール [redacted]
[redacted]

返信用書類

お名前：

ご所属：

ご連絡先１：
（１，２は連絡をご希望なさる場合の優先順位です。１箇所でもかまいません）
ご連絡先２：

ご連絡可能時間帯：

「レズビアン･バイセクシュアル女性と保健医療従事者の相互作用に関する研究」へのご協力について

1. （　） インタビューに協力する。
2. （　） まずは研究者と会ってから検討する。
3. （　） まずは研究者と電話で話してから検討する。
4. （　） まずは研究者と書面またはメールなどでやり取りしてから、検討する。
5. （　） 協力はできない。
6. その他（　　　　　　　　　　　　　　　）

１～４の場合は、以下の①②にご記入ください。
①ご希望の時期･曜日などがございますか？
[　　　　　　　　　　　　　　　　　　]
②藤井からの連絡を受けて良い、電話番号／E メールアドレスをご記入ください。
[　　　　　　　　　　　　　　　　　　]

備考：（上司などへの出務依頼状などが必要であれば、その旨と宛名・役職名などを、この欄にお書きください。）

ご協力ありがとうございました。これらの書類は厳重に処理いたします。

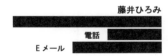

藤井ひろみ
[redacted]
電話 [redacted]
E メール [redacted]

別紙８）研究参加承諾書（保健医療従事者用）

研究参加者(保健医療従事者)用控

研究に関する承諾について

「レズビアン･バイセクシュアル女性と保健医療従事者の相互作用に関する研究」にご協力をいただける場合は、以下の項目をお読みいただいて、ご署名をお願いいたします。

研究参加承諾書

- この研究は、レズビアンやバイセクシュアルの女性と、看護師や医師その他の保健医療従事者との間で経験された、「レズビアン･バイセクシュアル女性を支えるような関わり」にはどんなことがあったかを明らかにして、これからの保健医療のモデル作りをすることを、目的におこなっています。
- レズビアン･バイセクシュアル女性とは、自分のことをレズビアンか、バイセクシュアルであると考えている女性を意味し、保健医療従事者とは、看護師･保健師･助産師ら看護職者と医師を意味しています。
- 研究に協力してくださる方には、不利益を受けない権利、研究目的・内容を知る権利、自己決定の権利の保証、プライバシー・匿名性・機密保持の権利があります（詳細については、別紙「この研究の倫理的配慮」をお渡しし、ご説明したとおりです）。
- 研究へは、ご自身の意志によって協力を決めていただき、協力のどの段階でも、辞退・中断・延期することができます。

１．上記の点を理解し、「レズビアン･バイセクシュアル女性と保健医療従事者の相互作用に関する研究」に参加することを

承諾する

２．この研究に参加することによって知りえた情報を守秘することを

承諾する

３．インタビュー内容をテープに録音することを（いずれかに○をして下さい。）

承諾する　／　しない

４．インタビュー内容をメモすることを（いずれかに○をして下さい。）

承諾する　／　しない

２００　　年　　月　　日

お名前：＿＿＿＿＿＿＿＿＿＿＿＿＿＿＿＿

研究者：＿＿＿＿＿＿＿＿＿＿＿＿＿＿＿＿